阴阳九针

针法集

余浩◎主编

中国中医药出版社
· 北 京 ·

图书在版编目（CIP）数据

阴阳九针针法集 / 余浩主编 . —北京：中国中医药出版社，2021.11（2022.10重印）

ISBN 978 – 7 – 5132 – 7219 – 3

Ⅰ.①阴… Ⅱ.①余… Ⅲ.①针灸疗法 Ⅳ.① R245

中国版本图书馆 CIP 数据核字（2021）第 202147 号

中国中医药出版社出版

北京经济技术开发区科创十三街 31 号院二区 8 号楼

邮政编码 100176

传真 010-64405721

河北省武强县画业有限责任公司印刷

各地新华书店经销

开本 787×1092 1/16 印张 8.5 字数 144 千字

2021 年 11 月第 1 版 2022 年 10 月第 2 次印刷

书号 ISBN 978 – 7 – 5132 – 7219 – 3

定价 79.00 元

网址 www.cptcm.com

服 务 热 线 010-64405510

购 书 热 线 010-89535836

维 权 打 假 010-64405753

微信服务号 zgzyycbs

微商城网址 https://kdt.im/LIdUGr

官 方 微 博 http://e.weibo.com/cptcm

天猫旗舰店网址 https://zgzyycbs.tmall.com

如有印装质量问题请与本社出版部联系（010-64405510）

编委会

主编　余　浩

编委　冯孝荣　田　驰　王颖慧

　　　杨洁浩　徐　桦

自序

观当今之天下，人们没有因为医疗技术的提升，疾病越来越少，反而越来越多，越来越杂。此非医疗水平的下滑，而是人之本心越来越迷失。

正气存内，邪不可干！

说了几千年的老话，而有多少人愿意去培补自己的浩然正气呢？

与其向外求，永无止境！

不如向内求，培补正气！

说起来容易，做起来很难啊！

因为很多人不知道什么是正气，什么是本自拥有的、完美无缺的正气。

此书看似在讲述各种针法，其实是从另外一个角度阐述体内的正气：

通道是否通畅？

能量是否具足？

神是否安定？

阴阳九针就是用针来一步步帮您恢复正气。

如果有一天，您体内本自具足的九针完美运行起来，本书所有的针法都可以放下了。

《阴阳九针》系列1、2已出版，本书在前书的基础上，将已发布的针法汇集起来，结合最近几年新的九针研究成果，算是九针之术的总结，便于大家查找参阅和使用。

希望借术传道，因为医术太广，而道唯一，愿大家：唯精唯一，允执厥中！

一点感悟，赠予大家，是以为序。

任之堂主人：余浩
2021年秋

目录

一、阴阳九针原理 /1

二、阴阳九针概述 /7

三、阴阳九针针刺注意事项 /15

四、阴阳九针初级针法 /17

第一针 通天彻地 /18

第二针 飞龙在天 /19

第三针 导龙入海 /20

第四针 亢龙有悔 /22

第五针 天人合一 /23

第六针 针通人和 /24

第七针 春风扶柳 /25

第八针 秋风扫叶 /26

第九针 海上明月 /27

五、阴阳九针中级针法 /29

1. 源头活水 /30

2. 天一生水 /31

3. 引火归元 /33

4. 颠倒阴阳 /34

5. 允执厥中 /35

6. 三阳开泰 /36

7. 阴阳反复 /37

8. 二龙戏珠 /38

9. 置心一处 /39

六、阴阳九针高级针法 /41

1. 身心合一 /42

2. 引气化精 /43

3. 引气归神 /44

4. 引气通督 /45

5. 炼精化气 /46

6. 宁心安神 /47

7. 扶阳抑阴 /48

8. 无中生有 /49

9. 扭转乾坤 /51

七、阴阳九针组合针法 / 53

1. 能量组 / 54
2. 小周天 / 57
3. 左春风右秋风 / 59
4. 飞龙扫叶 / 60
5. 春风彻地 / 62
6. 背周天 / 64
7. 止痛三针 / 66
8. 调气三针 / 67
9. 拉弓射箭 / 68
10. 鼎三针 / 70
11. 守中针法 / 73
12. 循阳针 / 75
13. 一气周流针 / 77
14. 济阴针 / 79
15. 左脉右脉针 / 80
16. 九针阵法 / 82

八、阴阳九针杂病针法 / 83

1. 耳病针 / 84
2. 头痛针 / 86
3. 眼疾针 / 87
4. 鼻三针 / 88
5. 手鼻针 / 89
6. 舌尖痛针 / 90
7. 牙痛针 / 91
8. 颈椎痛针（困龙脱缰）/ 92
9. 肩痛针（之一）/ 93
10. 肩痛针（之二）/ 94
11. 上肢痛针 / 95
12. 腱鞘炎、手指麻木针 / 96
13. 腰痛、下肢不适针 / 97
14. 膝痛针 / 98
15. 脚踝针 / 99
16. 强心针 / 100
17. 乳腺针 / 101
18. 胃三针 / 103
19. 消痞针 / 105
20. 下焦针 / 106
21. 晕车针 / 107
22. 中风针（降本流末）/ 108
23. 过敏针 / 109
24. 失眠针 / 110
25. 肝胆针 / 111
26. 咽三针 / 112
27. 咳三针 / 113
28. 呃逆针 / 114

附：以九针思维指导临床 / 115

一

阴阳九针

——原理——

天人相应！

学中医的人，每天都在用这个词，但真正深入思考过这个词的人太少了！按照现代的解释，天人相应就是自然界（大自然、客观世界）和人（小宇宙，微观个体），是互相感应，互为反映，互为映照的！！

中医讲天人相应，那么怎么天人相应呢？如果对这个意义不了解的话，我们就对自己的身体没有一个正确认识。

我们整个人就像一个宇宙一样，我们身上的每个脏器就像一个星系一样，是一个系统。注意啊，心、肝、脾、肺、肾五脏就是五个系统。如果你把人体的血液循环系统提取出来看，心脏像泵一样一收一放，推动血液循环系统的运行，就如同一个星系一样！

每一个细胞就像一个星球，每一个细胞都是有生命的，每个细胞都是活的。我们每个人能够活着，是由无数个细胞累加起来的，所有细胞都是活着的，都是有生命的，所以我们每个人才是有生命的，才是活着的。

我们每一个人有情感，有爱憎，细胞也能感受你的爱憎和喜怒哀乐。你如果伤心纠结，实际上不光你在纠结，你身上所有的细胞都在纠结。

比方说，太阳系的黑子大爆炸，那么它产生的能量对太阳系所有的星球都有影响，我们地球也会受影响，我们生活在地球上的人也会受影响，一草一木甚至一粒尘埃都会受影响，我们人体也是这样。

当你非常愤怒的时候，愤怒的不仅是你这个人，你所表现出来的是一股气，所有的细胞都跟着愤怒，很多病人长期压抑，长期抑郁，长期郁闷，长期生活不开心，那么后果是什么呢？他身上的所有细胞，也是长期地受压抑，长期地郁闷。当你很喜悦很幸福的时候，你身上的每一个细胞都很喜悦，很幸福。

我们身上的细胞都是我们自己所生，我们每个人有无数个细胞在体内，我们每个人都是一个统治者，统治所有细胞，我们的一言一行，都在指挥着身体这个小宇宙。你能不能统治好这个宇宙，创造出一种喜悦感，能不能组建一个健康和谐的宇宙，全部靠你自己决定。

在宇宙中，除了看得见的世界，其实有很大一部分是看不见的世界，是隐形的世界，是能量的世界。宇宙之中这种隐形的能量世界，决定和左右着看得见的有形的世界，就好比地球围绕太阳转，不是地球自己决定的，靠的是地球与太阳之间的引力，而引力是看不见的。

人体这个小宇宙和我们身外这个大宇宙，是对应一致的，人体的很多活动，都是无形的能量决定的，最简单的如情志导致的疾病，肝气郁结，导致胁痛，就是无形的能量，影响了有形的身体，要治疗有形身体的不适，就必须调理无形的能量。

宇宙间无形的能量主导着有形的世界，反过来有形的世界也会影响无形的能量世界。

人体也是一样的，身体的所有动作，所有反应，都是无形的能量在主导，但当有形的身体不适的时候，反过来，又会影响体内无形的能量。

中医所说的肝气郁结，肺气虚，心阳不振，脾肾阳虚……这些词汇，都是对人体无形的能量世界的描述，肝气、肺气、心阳都是看不见，摸不着的；西医的解剖知识，是对有形世界的研究，两者研究的作用点不同，所以两者不是相互矛盾的，应该是相互补充的。

阴阳九针和大多数针灸疗法一样，是调理人体无形的能量世界，通过调整能量的分布，改善人体的不适。

那么为什么阴阳九针起效很快呢？有以下几个原因：

第一，九针的每一针，看似平淡无奇，但它疏通的区域很长。

比如飞龙在天，1.5 寸的针，扎在大拇指背侧正中线上，但它疏通的范围却是背部的整个督脉线，这是传统针灸无法做到的。

第二，九针的每一针，它疏通的地方是传统针灸无法达到的。

比如通天彻地，针通人体的整个冲脉，这是传统针灸做不到的。我们借用全息理论，只要疏通大拇指上的小的冲脉，就可带动人体大的冲脉，可以起到同样的效果。

第三，九针的每一针都是扎在手上，而手是沟通人与宇宙能量的通道。

练习过气功的人都知道，在找气感的时候，都是在用手；我们感受身边的气场，身边的能量，用的是手；佛家的结手印，道家的握固，用的还是手；盲人读书用的是手，盲人探路用的还是手……

如果你是个有心人，就会发现，我们的身体和外界的沟通，手是最主要的途径之一。它是我们的身体和外界沟通的桥梁，也是我们身体内的能量和宇宙能量沟通的桥梁。

《阴符经》云：宇宙在乎手，万化生乎身。

当在大拇指上进针后，宇宙的能量会迅速进入我们的体内，就好比在给人体充电一样，在"通天彻地"这一针上，尤为明显。

第四，人体无形的能量储存在人体所有的关节间隙之间，关节腔中，脊柱的每个椎体之间的间隙，更是一个巨大的能量仓库，当人体能量慢慢地消耗和流失之后，人体关节间隙会变小，人也会慢慢变矮。

阴阳九针能够很快地将关节腔中的能量释放出来，来疏通身体的不通之处，尤其是"飞龙在天"这一针，调用的是脊柱的能量库，所以很多病人扎完后脊柱发热。

人体储存的无形能量是非常非常强大的，稍稍释放一点出来，就足以解决身体所遇到的困难。

一方面调用体内的能量库，另一方面，借助宇宙的能量充实身体，所以九针在治疗上，可以很快见效。

人体内有正面的能量，也有负面的能量；宇宙之中，既有适合我们的能量，也有不适合我们的能量。

不论你喜欢还是不喜欢，合适还是不合适，宇宙的能量始终都在我们的身边，无处不在，我们始终浸泡在这个无形的能量之中。

唯有放空自己，将自己的身心真正彻底地放松，让身体内的能量时刻和宇宙的能量进行交换，这样才能与道相合。

处在这样的状态下，九针已化为无形，不需要具体的针了，当身体感到不适，只要意念起了"飞龙在天"，不用扎针，身边的能量就会迅速沿督脉上升，达到"飞龙在天"的效果。

说起来很玄，其实只要我们真正放下，"人能常清静，天地悉皆归"，健康不再是奢望，而是基础，是每个人必须拥有的东西。

阴阳九针最终总结成系统和升华到理论层面，是借用了道家的理论体系，前面所说的能量，就是"道"，借用能量一词，也是为了方便说清楚，便于大家理解。"吾不知其名，强名曰道"，宇宙之间，道无处不在，九针也只是引导道在人体内运行而已，这些运行的通道，原本就存在，九针也只是顺道而行罢了。

我们每个人自身体内就有九针，只是被外界欲望干扰，这九条气机运行的通道被堵塞罢了，阴阳九针能疏通，能行道，但不能遣其欲啊，所以阴阳九针可以治病，但不能治命。

要想真正地救命，得恢复我们体内原本就存在的九针，向内求，不向外求，那就是"人能常清静，天地悉皆归"。

本针法将全息理论、中医理论及道家修行法门结合起来，借用人体的大拇指来疏通人体的督脉、任脉和冲脉，利用运行于奇经八脉中的先天之气，来治疗人体诸多疾病，起效迅速，疗效神奇。

因为针刺的并非真正的奇经八脉，只是利用同气相求，相互感应的影响力，所以不会对奇经八脉产生损害，也不会损伤先天之气，同时扎针部位大多在大拇指，不会伤及脏腑，所以非常安全。

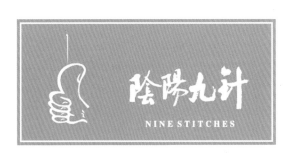

二

阴阳九针

概述

　　阴阳九针的研究过程颇有些传奇色彩，因为我听了反射疗法高手刘志宏医师讲课，我就琢磨如果能从手来治病，相对于脚而言，手不是更方便？一边号脉，一边治疗，病人不用起身，也不用脱衣服，方便快捷，不是很好的办法吗？

　　带着这份期望，我便开始用小小的按摩棒在手上寻找对应点，准确地说是在大拇指上寻找对应点，当一个一个痛症患者的症状迅速缓解的时候，我就开始琢磨，如何用针来治疗，这样干净利索，疗效又好，岂不快哉！

　　在使用按摩棒几个月，临床治疗几百例后的一个夜晚，一边休息，一边思考，一个晚上下来，全部想通了，将所有的对应点，借用中医理论和道家修行理论，全部串了起来。

　　第二天改按摩为针刺，上午针刺三十余人，个个疗效神奇。接下来便是反复实践实践再实践，不断完善理论体系。也许是老天的偏爱，经过近十年时间，数万例患者的反复实践，"阴阳九针"不断完善，希望大家学会后，及时服务于身边的人。

　　在研究阴阳九针的时候，因为其疗效显著，为了进一步深入研究，不受任何功利的影响，我曾经发誓，使用阴阳九针治病，绝不收任何费用，不希望给九针套上功利的枷锁，让它早日腾飞。

1. 阴阳九针用针原则

　　理论上说得清楚，治疗上力求简化，这是阴阳九针的指导思想，让稍稍懂点中医的人都可以学会。

　　　阴阳二字，讲的是用针之道，一来一往，一阴一阳，相互衔接，循环往复，生生不息。

　　　九针，指的是九种针法，奇数为阳，偶数为阴，而九是奇数中最大的一个，所以有重阳的意思，针行阳气，取数为奇。

　　　虽为九针，实际上可变化出无数的针法。

　　取名为阴阳九针，并非哗众取宠，只是希望名字能配得上这套针法而已。

阴阳九针用针原则歌

　　　屈对屈，伸对伸。

中心对中心，两侧对两边。

男取左，女取右，左右均可代全身。

首指为躯干，四肢旁指寻。

食指中指走上肢，无名小指走下边。

四肢须交叉，躯干相对应。

天地人三层，三层共九分。

上中下，浮中沉，天地人里寻。

前后各有阴阳路，正中一道贯全身。

三枝本为一处起，一气通达化三清。

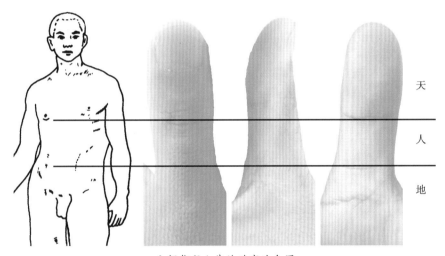

天

人

地

大拇指与人体的对应关系图

2. 大拇指背侧与人体的全息对应

先将大拇指看作一个人，然后再逐步落实对应点以及内在的联系。

我们可以将人体的整个背部放到大拇指的背侧，如"大拇指背侧全息对应图"所示。找到对应的点，这一点做起来很容易，首先熟悉这些对应点，再来考虑它们之间的关系。

当你熟悉这些对应点后，其实就可以解决很多问题了，我最初研究，就是在对应点，用按摩棒按摩，可以起到很好的疗效！

3. 大拇指掌面与人体的全息对应

将大拇指的掌面与身体的前面，对应着看，同样可以一一找出对应点。当身体不舒服的时候，不妨探查一下大拇指的掌面，看看病灶在大拇指上的对应点在什么地方，有什么反应。

比如：当你心脏不舒服的时候，按按大拇指指腹，在指腹上心脏对应的地方按压，看看有没有痛点，或者酸胀感，如果正好有，不妨揉一揉，看看能否及时缓解心脏的不适。

当你胃不舒服的时候，不妨按按大拇指指腹，在指腹上胃对应的地方按压，看看有没有痛点，或者酸胀感，如果正好有，你不妨揉一揉，看看能否及时缓解胃的不适。

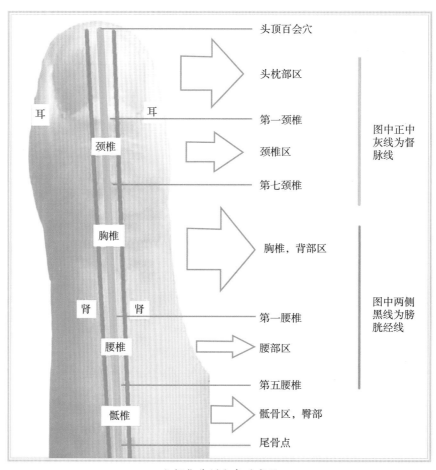

大拇指背侧全息对应图

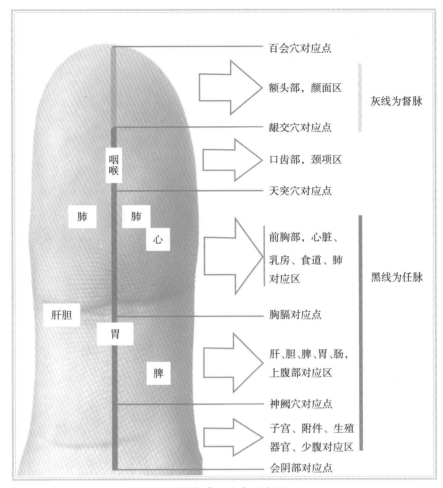

百会穴对应点

额头部，颜面区

灰线为督脉

龈交穴对应点

口齿部，颈项区

天突穴对应点

咽喉

肺　肺　心

前胸部、心脏、乳房、食道、肺对应区

黑线为任脉

胸膈对应点

肝胆

胃

脾

肝、胆、脾、胃、肠，上腹部对应区

神阙穴对应点

子宫、附件、生殖器官、少腹对应区

会阴部对应点

大拇指掌面全息对应图

4. 大拇指侧面与人体的全息对应

将大拇指的侧面和身体的侧面，对应着看，同样可以一一找出对应点。

当你肝区胀满的时候，不妨按按大拇指掌面右侧，在右侧肝脏对应的地方按压，看看有没有痛点，或者酸胀感，如果正好有，你不妨揉一揉，看看能否及时缓解肝脏的不适。

将大拇指看作人的躯干，前后左右，一一对应，学习对应之前，最好学习和了解一些解剖知识，明白身体的五脏六腑在什么地方，当身体不舒服的时候，自己就可以判断是什么脏腑的不适，这样按压大拇指，边实践，边总结，很容易出成绩。

如果对西医解剖知识完全不了解，就将大拇指看作是一个小人，哪里不舒

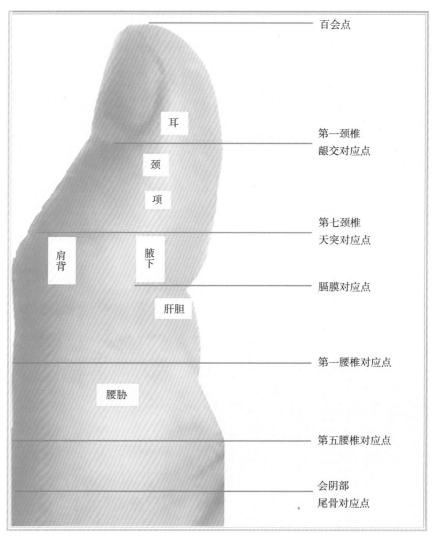

百会点

耳

第一颈椎
龈交对应点

颈

项

第七颈椎
天突对应点

腋下

肩背

膈膜对应点

肝胆

第一腰椎对应点

腰胁

第五腰椎对应点

会阴部
尾骨对应点

大拇指内侧全息对应图

服，就在大拇指对应的地方按压！

大拇指代表人体的躯干，那么人体的四肢，对应点在哪里呢？

5. 四肢在手上的对应点

我们将两只手伸开并在一起，你会发现如同一只展翅的白鸽，大拇指正好对应白鸽的脊背和胸腹，而其余四指则对应鸽子的翅膀和腿。生物之间的相似性，给我们一些启示，在研究阴阳九针的过程中，借用鸽子这个象，我便确定了四肢在手上的对应点，并且通过反复的临床检验，证明确实存在这样的对应。具体见下图。

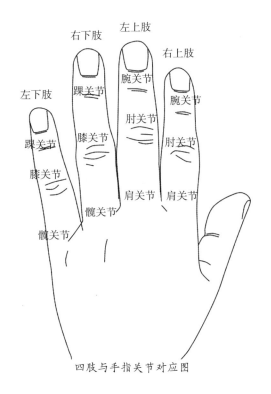

左上肢
右下肢
右上肢
左下肢
腕关节
踝关节
腕关节
踝关节
肘关节
膝关节
肘关节
膝关节
肩关节
髋关节
肩关节
髋关节

四肢与手指关节对应图

6. 男取左，女取右

由于人体的气机存在男女差异，男性下焦之气升发过程中，左侧强于右侧，女性下焦之气升发过程中，右侧强于左侧，所以在选择扎哪只手合适的时候，我们建议男取左手，女取右手。

男取右手，女取左手，有没有效果？

当然也有效果，只是稍稍差一些，起效慢一些而已。

遇到残疾人，如果一只手伤残，就选择扎另外一只手，无论男女，也不论左右手，一律扎健康的那只手。如果双手已废，就选择前臂，将前臂看作一个大大的大拇指，借用全息理论，在前臂上扎针，也可以起到很好的疗效。

7. 宇宙在乎手

《阴符经》云：宇宙在乎手，万化生乎身。

无论是外在的大宇宙，还是内在的小宇宙，这双手紧紧地将他们联系在一起，我们要了解宇宙，感知宇宙，通过这双手，让心沉静下来，自然一切都能感受到。

作为中医工作者，如果能将我们这双手研究透，很多问题都解决了！所以没事的时候，静下心来，好好看看这双手，看看手上的每一条纹路，每一条血管，每一条经络……

想想这双手里的五行和五脏，想想这里面的阴阳，想想里面的道……

慢慢地你就会发现，一切都不是偶然的，手上的很多东西，都是在阐述人体这个宇宙的信息。

我曾治疗一例左胸闷痛 3 年的患者。患者经过各地多年反复求诊，均未能治愈，西医多次检查，也未查出明显异常，在我处求诊时，发现左手生命线上有一个小小的疤痕。顺着生命线，用针疏通疤痕后，患者当即感到心脏舒服，针刺两次后，病即得到治愈。

曾治疗一长期反复大便不调的患者，在右手食指大肠经循行所过之处，有条索状疤痕，用毫针疏通后，患者大便情况很快得到改善。

手上的秘密太多，我们所要做的就是知常达变，从正常的角度，去认识手上的信息，然后再借用正常的状态，分析失常的状态。

阴阳九针

—针刺注意事项—

第一，针刺前患者处于饥饿、过饱、疲倦，或者精神过度紧张时，不宜进行针刺治疗。

第二，孕妇不宜进行针刺治疗；女性月经经期，不适宜针刺治疗（为了调理月经不在此禁忌范围）。

第三，糖尿病患者血糖控制不理想，空腹血糖较高，不宜进行针刺治疗。

第四，体虚患者气血不足，针刺不宜；血小板低于 $50 \times 10^9/L$ 的患者，不适宜针刺治疗。

第五，女性留针时间以 30 分钟为宜，男性留针时间以 25 分钟为宜。留针期间患者如有不适，及时与医生沟通，调整用针，或提前拔针。

第六，留针观察期间，患者要少说话，少玩手机，做到"心静神清"，效果最佳。

第七，对于因局部疼痛进行针刺治疗的患者，在留针观察期间内，应尽量慢慢活动患处，这样有利于疏通局部的气血经络。

第八，拔针时如有出血，不必紧张，及时用消毒棉球压迫止血即可。

第九，针刺的伤口虽然非常小，但建议患者 6 到 8 小时内不要用水冲洗患处；如果针刺一天后，针刺部位仍有胀麻的感觉（发生概率非常低），可用热毛巾外敷患处即可。

第十，虽然阴阳九针起效很快，疗效神奇，但大多数慢性病并非一次就能彻底治愈，需要配合药物和数次的针刺治疗，所以建议患者 3 天针刺一次。

（四）

阴阳九针

——初级针法——

第一针　通天彻地

本针的目的是疏通人体的冲脉。

进针部位

以大拇指螺纹的正中央作为进针点，向指根部平刺，抵达大拇指指根部。

进针方法

选用直径 0.25mm 或者 0.30mm，长度 2~3 寸，一次性毫针；进针时嘱咐患者，一声一声顿咳，操作者随着患者咳声进针。

功　　效

疏通冲脉。

主治病症

1. 调理十二经脉的气血，促进气血运行，上下对流，内外交通。
2. 疏散郁积在冲脉里面的能量，治疗各种复杂的血液系统疾病。

注意事项

1. 此针进针时稍痛，如果一边咳，一边进针，这样基本没有痛感。
2. 在经过大拇指指关节的时候，病情严重的患者，进针就需要稍用力。
3. 进针后让患者竖起大拇指，保持这样的姿势。这样留针可以接受外界能量，起到很好的治疗效果。

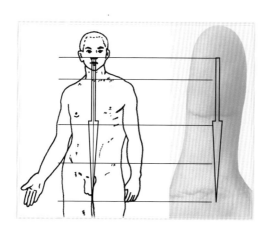
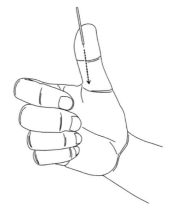

第二针　飞龙在天

大拇指背侧掌指关节近端，取正中点。

进针时一定要从掌指关节近端开始，跨越关节，沿大拇指背侧正中线，平刺，抵达大拇指指甲下缘。

疏通人体督脉，将下焦的阳气沿督脉向上调，补充头部的阳气。

治疗督脉不通导致的颈椎、胸椎、腰椎的不适；治疗因督脉不畅导致的头面部疾患。

采用提捏进针法。将皮肤捏起来，这样容易进针，以平刺为主，经过大拇指指关节时，可以活动大拇指关节，使针处在一个合适的角度，这样就很容易到达目的地。

当进针费力时，不要盲目地加大力度，应先退出少许，适当调整角度，再慢慢进针。本针法除经过关节时稍稍滞针外，进针的整个过程是很轻松的。

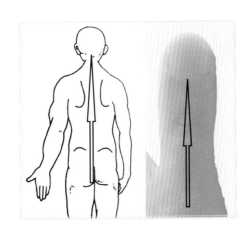
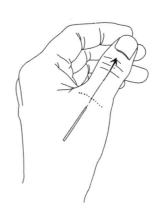

四、阴阳九针初级针法

第三针　导龙入海

进针部位

本针目的是疏通膀胱经，所以进针顺着大拇指背侧，从指端扎向指根，两根针，分别位于正中线两侧，进针点在指甲下缘和指关节之间的区域，越靠近指甲下缘，效果越好，但进针难度稍大，在这个区域的中间就可以了。

进针方法

沿大拇指背侧，平刺即可。此针法相对于通天彻地而言，疼痛轻很多。

功　效

此针法疏通膀胱经，凡上述经络所过，经络不通所致症状，运用此针法，均可以缓解。膀胱经为人体排泄的大通道，人体内的水湿之邪可以通过膀胱经，下行至膀胱，排出体外。

主治病症

1. 疏通膀胱经，治疗各种相应的痛症。
2. 解表散寒，化解背部所受的风寒湿。
3. 引水液下行，治疗背部湿邪过重导致的各种病症。

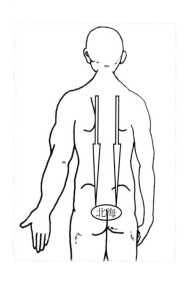
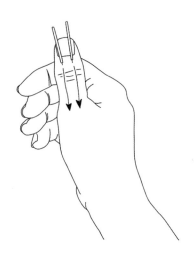

由于皮下脂肪层很薄，所以进针后要找到感觉，不可盲目硬推，遇到阻力，进不去的时候，一定要退回来，调整角度，再进针。

湿邪位于上焦，从指甲下缘进针；湿邪位于下焦，从指根部，掌指关节近端进针。

另外此针法配合飞龙在天，效果更佳！

第四针　亢龙有悔

进针部位

进针点为，将大拇指竖起来，最高点即是，相当于人头部的百会穴；终点为大拇指螺纹的正中央，相当于龈交穴。很多患者，大拇指没有螺，也就是说找不到中心点，这时可以针入深一点，稍下一些，目的是能交到任脉上。

进针方法

可以选择较细的针，一般用 0.5 寸的针就可以达到目的，对于手指粗长的患者，可以选用 1 寸的针，平刺即可。

功　效

沟通督脉和任脉。督脉走阳气，任脉走阴气，沟通阴阳，将浮于上焦的阳气，下交于阴分。对于那些长期思虑过度，气血上亢，阳不交于阴的患者，运用此针法，可以起到很好的疗效。

主治病症

阳气上亢诸证。如头痛、牙痛，中风先兆等。

注意事项

指头神经末梢多，痛感较强，进针时采用边咳边进针，可以较大程度缓解疼痛。留针时间可以适当长点儿，这样疗效更好。

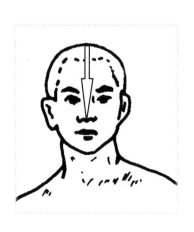
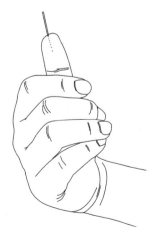

第五针 天人合一

以大拇指螺纹的正中央作为进针点，向下直刺，透过大拇指指关节。相当在人体的龈交穴进针，抵达膈以下。

进针方法

选用直径 0.25mm 或者 0.30mm，1.5 寸的一次性毫针；进针时嘱咐患者，慢慢地咳，操作者随着患者咳声进针。

功　效

进针较深，可以疏通冲脉中上段；进针表浅，可以疏通任脉的中上段。

主治病症

疏通上焦和中焦，适宜于胸闷、胸痛、泛酸、咳喘等证候。

注意事项

1. 此针进针时稍痛，如果一边咳，一边进针，这样基本没有痛感。

2. 在经过大拇指指关节的时候，病情严重的患者，进针就需要稍用力。

3. 进针后让患者竖起大拇指，保持这样的姿势。这样留针可以接受外界能量，起到很好的治疗效果。

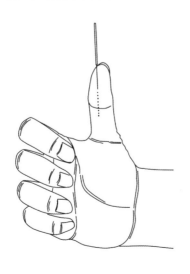
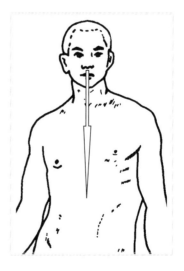

第六针 针通人和

进针部位

大拇指螺纹中央和大拇指指关节连线的中点，相当于人体的膻中穴附近，向指根部平刺。进针深度以穿过关节线为基本要求，稍微深点也可以，不影响疗效。

进针方法

让患者一边咳，一边进针，这样可以极大地减轻患者痛苦。

功　效

疏通中焦，大拇指的指关节，正好对应人体的中焦，当中焦不通，脾胃不适，胀满难受，针刺此处，可以起到立竿见影的效果。

另外中焦是人体气机上下对流的枢纽，此处不通，则阴阳无法交媾，成为否卦，沟通阴阳，交通水火，是万病回春之法门。

主治病症

凡中焦不畅，痞满滞塞，上下不能交通出现的证候，如胃痛、胃胀等，均可治疗。

注意事项

身体虚弱，可以用细针，身体壮实可以用粗针，扎针要点为切脉时双关郁大。

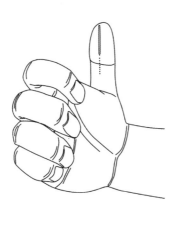
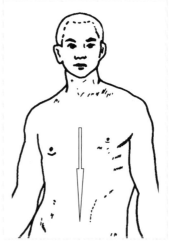

第七针 春风扶柳

大拇指两侧，指关节近端，对应于人，相当于腋下，平脐位置。

进针方法

平刺，用直径小于 0.2mm 的针。

功 效

疏通人体两侧的气机，促进其向上升发。

主治病症

主治肝气郁结诸证，如胁肋疼痛、头痛、口苦咽干等。

注意事项

1. 本针目的是疏理肝气，而针本身属金，能伤肝木之气，所以用针一定要细，进针手法一定要轻柔，刚进针有点痛，后面应该无痛感。

2. 切脉时，这样的患者应该是寸部沉细，凡上亢之脉，均不适合用此针法。

3. 此针法以升发阳气为主，留针不可过久，凡需要留针时间长的，均需要配合引领气机下行的针法。

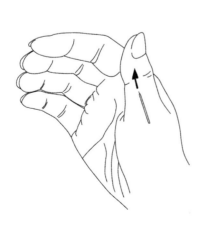
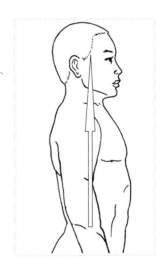

第八针　秋风扫叶

进针部位

从大拇指两侧，平指甲下缘的位置进针。对应于人，相当于人体头部两侧，耳朵附近的位置。

进针方法

向指根部平刺，经过指关节时，有些费力，稍稍用点劲，即可顺利进针。

功　　效

将人体两侧上亢的阳气向下收，收到胁部，平脐附近。

主治病症

肝阳上亢所致诸证，如头痛、头昏、耳鸣、心悸、口苦、失眠、牙痛等。

注意事项

此针的目的，是平上亢之肝气，所以选择针时，可以选择稍粗点的，这样针感强，降逆平冲作用强。

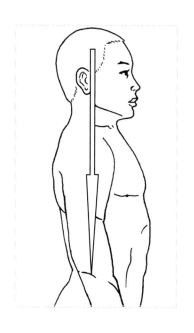
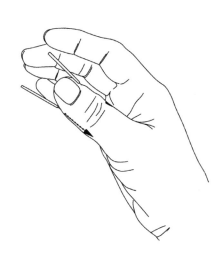

第九针 海上明月

进针部位

于大拇指掌侧指根部进针，或者于手掌掌根部，相当于大陵穴的位置进针。对应于人体，则相当于会阴部，针行路径则相当于任脉或冲脉的小腹段。

进针方法

向指尖方向平刺。

功　效

疏散下腹部郁结的气机，促进清气上升，浊气下降，改变局部气机郁积的状态。

主治病症

腹痛、腹胀、腹泻等，男科、妇科诸疾。

注意事项

在进针部位，常常可以看到一些叉形纹路，或者井字纹路，在这些纹路的正中央进针，可以起到事半功倍的效果。

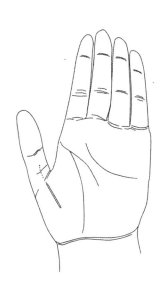
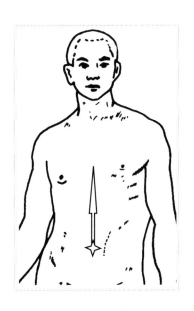

四、阴阳九针初级针法

27

阴阳九针

中级针法

1. 源头活水

针　方

印堂。

方　解

疏通督脉，治疗腰背部气机不畅；疏通任脉，治疗胸腹部气机不畅；刺激人体能量中枢，调动深层能量，安神定志。

适应证

腰背部疾病，胸腹气机不畅所致疾病，心神不安等。

操作说明

两眉头连线中点上1寸左右进针，向下平刺至鼻根处，可提插行针。

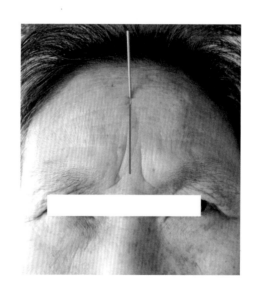

2. 天一生水

针　方

右手商阳＋左手小指、无名指根部。

方　解

手掌全息理论，右手商阳处对应人体上焦肺部，左手小指、无名指对应下焦两肾。此三针意为金水相生，促进身体右上部的能量，借用三焦系统，流向左下部位，将肺部的气调向肾部，滋阴补肾。

适应证

金不生水导致的上热下寒证。

特征性脉象

右寸亢而左尺不足。

操作说明

先 0.5 寸针平刺右手商阳穴，后在左手小指、无名指根部顺掌侧关节横纹各平刺一针，注意针尖抵骨。

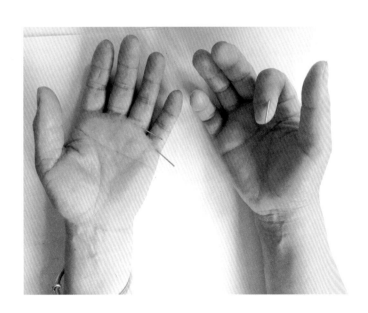

变化针法

右手商阳穴不变，左手为少府穴（患者符合上述脉象且有睡眠障碍）；右手商阳穴不变，左手后溪穴（患者符合上述脉象且督脉有不适者）。少府和后溪都处于下焦处，在此区域都可灵活取用。

3. 引火归元

针方

左手少泽 + 右手小指、无名指根部。

方解

根据手掌全息理论，少泽处为上焦，右手小指、无名指根部代表下焦肾部，此针意为促进心火下交肾水。

适应证

心火旺而肾阳不足病症。

特征性脉象

左寸亢小肠脉盛，而右尺不足。

操作说明

先 0.5 寸针平刺左手少泽穴，后在右手小指、无名指根部顺掌侧关节横纹各平刺一针，注意针尖抵骨。

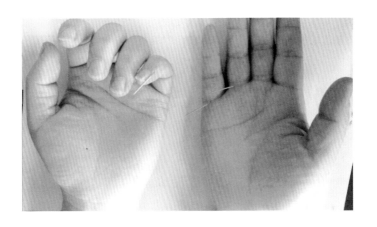

4. 颠倒阴阳

【 针　方 】

中指百会对应点＋中指针通人和＋劳宫穴＋大明月。

【 方　解 】

导引能量，平衡上下，将上焦多余的能量导至下焦。故除大明月针尖方向朝上，其余几针，针尖方向均向下。

【 适应证 】

上热下寒诸多病症。

【 特征性脉象 】

双脉上亢而两尺不足。

【 操作说明 】

均用 0.5 寸针，按图示顺序和方向平刺；若上焦亢，在中指掌指关节处加一针；若中焦郁堵明显，2、3 处予以加强针，若下焦寒重，4 处予 3 针加强。

注：加强即为横排 2～3 针。

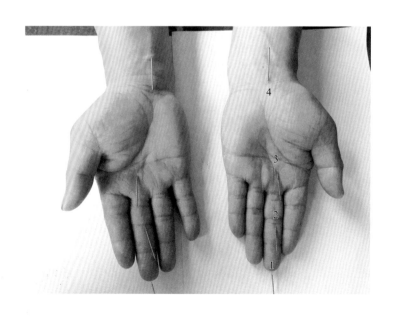

5. 允执厥中

感情线、智慧线、生命线。

手掌中的纹路相当于胸腹部脏腑之间的皱褶，疏通这些皱褶，可以改善脏腑之间的气血能量转换。

情志类疾病，可以扎1号线；精力不足，反应迟钝，记忆力差，应变能力差，打嗝，泛酸，扎2号线；身体突然出现严重病变，扎3号线。

0.5寸针由手掌桡侧进针，顺纹平刺，接力或长针一气贯通。

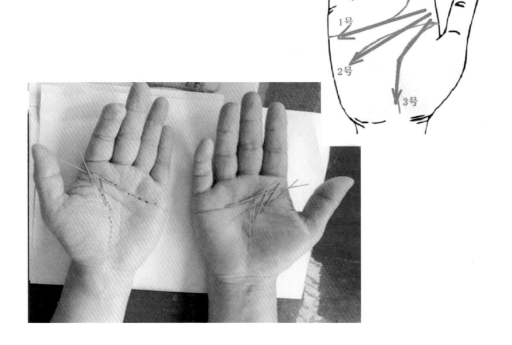

6. 三阳开泰

针　方

春风扶柳 + 大椎对应点 + 百会对应点。

方　解

春风扶柳疏通因肝气不疏导致的肝胆气滞而阳气无法上达于头面，大椎为诸阳之会，百会有升阳举陷之功，三针合之，疏肝升阳，振奋上焦阳气。

适应证

肝气郁滞、上焦阳气不足引起的诸多病症，如胸闷伴头昏沉、头晕、慢性鼻炎等。

特征性脉象

左寸不足、左关尺偏大。

操作说明

按 1、2、3 顺序进针，针尖抵骨。

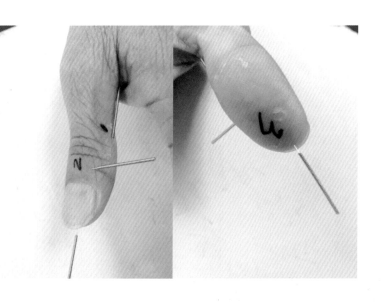

7. 阴阳反复

针　方

飞龙在天（正向、倒向）。

方　解

疏通督脉，督脉在人体背部正中线；阴阳反复指督脉内阴阳二气，上下循环，自成太极；此针法一来一往，顺督脉之气而行。

适应证

凡左脉不调，出现背部不舒，均可选用，如强直性脊柱炎，胸、腰、颈椎不适等脊柱相关性疾病。

特征性脉象

以左手脉出现郁滞为核心脉象。

操作说明

男性左手飞龙在天、右手倒飞龙在天，女性则反之。

备注：此针法暗合董针之治污穴，对皮肤病也有效。

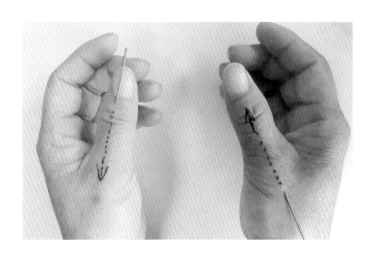

8. 二龙戏珠

针　方

双侧天门 + 百会。

方　解

二者均有升发清阳，补充上焦能量的作用。

适应证

清阳不升引起的诸多头部病症，如头昏沉、头晕、慢性鼻炎、记忆力减退、视力减退、听力减退等。

特征性脉象

双寸不足。

操作说明

先开双侧天门再针百会（由后向前平刺）。

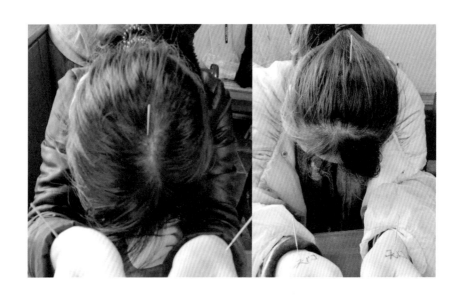

9.置心一处

针　　方

劳宫穴＋五指末节指腹。

方　　解

调节气机开阖，五指相当于头部和四肢，大拇指端对应头，其余四指端则对应四肢末端；在末端和中央之间，建立能量的开阖通道。六脉浮，阳气外越，则从四周向中央收；六脉沉，或关脉郁结，寸尺不足，则需将中央能量向四周释放。

适应证

本针法为人体阳气开阖失常而设，凡阳气开阖失司，均可使用。

操作说明

六脉浮取即得，沉取不足，先针指腹后劳宫；六脉浮取不应，沉取才得，先针劳宫后指腹。

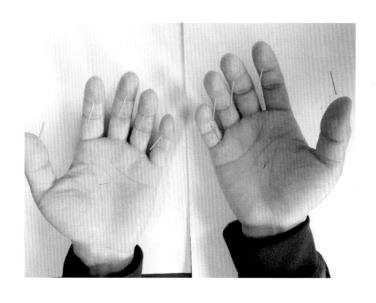

阴阳九针

——高级针法——

1. 身心合一

【 针　方 】

生命线和智慧线的交会处 + 智慧线。

【 方　解 】

调神，让神归位。生命线和智慧线不合一者，两条线常常没有交叉，说明心神不合一，此针方向往下焦也意为将上浮在人体上焦的气往下收；智慧线方向沿该线从下而上，意为将神收回来，"弱其智"。

【 适应证 】

脑袋静不下来，烦躁，基本人人都合适。

【 操作说明 】

生命线和智慧线的交会处以 0.5 寸针，智慧线可以用 1.5 寸针。

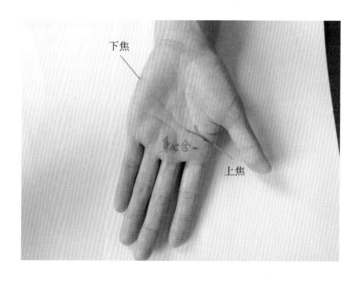

2. 引气化精

中指最高点 + 大明月 + 神门。

神门是神出入的门户，若人神不归位，易心浮气躁；地气上为云，天气下为雨，中指最高点，针尖方向往下，将浮于上焦的气往下引；大明月，气化下焦，使人体形成一个对流。把气机循行和神相结合，调气又调神。

性格急躁，心烦意乱。

双脉双上越，双尺不足。

神门以 1 寸针平刺。

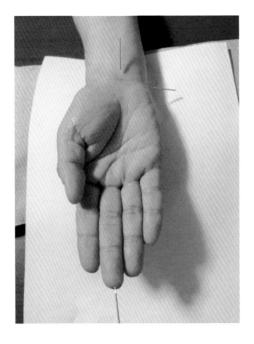

⚈ 3. 引气归神

针　方

右手商阳 + 左手脑线。

方　解

右寸偏亢、左尺不足形成心肾不交的格局，也可理解为天一生水的变化针，左手脑线（脑线即手掌中智慧线，脑线太长，容易患精神系统疾病），除了将气往下收至肾，另一角度，扎脑线，有让神静下来的作用。

适应证

金不生水导致的上热下寒证，心情烦躁，思绪静不下来。

特征性脉象

右寸亢而左尺不足。

操作说明

商阳 0.5 寸针平刺，脑线 1.5 寸针平刺。

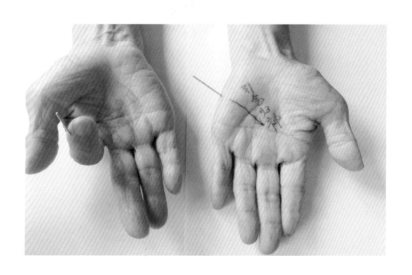

4. 引气通督

针　方

右手商阳＋左手后溪。

方　解

后溪穴通督脉，此针把气从右上方收到左尺部，并从背部由下往上升到头部，完成一个循环。

适应证

腰背疼痛及肾虚腰痛等腰背不适症状。若左寸偏亢可加神门。

特征性脉象

以左尺、左寸不足，右寸偏亢为特征性脉象。

操作说明

后溪穴 1 寸针贴骨平刺。

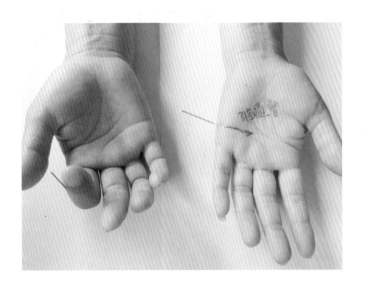

5. 炼精化气

针 方

右手颠倒阴阳＋左手手背督脉对应区（左手中指背侧正中延长线）。

方 解

人体气机后升前降，左升右降。右手颠倒阴阳为降，将前面的气机往下收，气化下焦阴邪后，再从左手督脉往上升。一升一降，形成一个人体气机循环。

适应证

下焦气化不够导致的腹胀、妇科炎症、痔疮、便秘、泌尿系统疾病等。

操作说明

先扎右手，再扎左手，先降再升；虚证时可灸八髎穴，因督脉不通导致阳气升不上去可背部刮痧把通道打开。

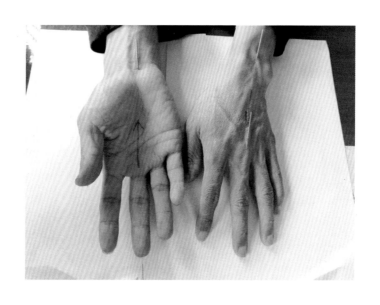

6.宁心安神

针　　方

脑线。

方　　解

从神上调，把耗散的真气往回收。

适应证

思虑多，头脑静不下来。

操作说明

1.5 寸针，直达手掌中央。

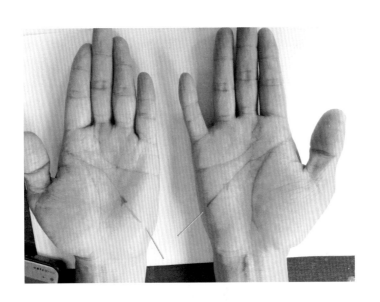

7. 扶阳抑阴

针　方

左手天门透劳宫＋右手人门。

方　解

左手天门透劳宫，将背后的能量引至前面，增强心脏能量；人门前 1 寸进针，意将上背部能量引至下焦，气化下焦，气化阴邪。

适应证

心脏病，胸闷，心慌；阴气盛，阳气不足。

特征性脉象

左手寸脉浮取不到，右关尺大。

操作说明

人门前 1 寸 45° 斜刺进针，至第三、四掌骨结合处。

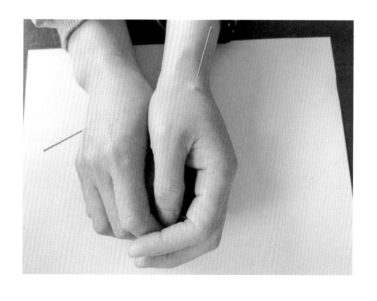

8. 无中生有

天一生水＋右手中指指尖＋右手大明月＋左手阳池＋神门。

天一生水补充下焦肾水不足，将亢于上的气往左下方收；右手中指指尖＋右手大明月，类似阴阳颠倒的变化针，将人体心包经的热往下收，同样收到尺部；上述二者综合起来是将人体水火均往下收。左手阳池穴，此针意为升督脉的阳气，升阳作用。肾阴肾阳气化之后，再从阳池督脉升上来，形成一个循环。最后一针，神门，安神定志。

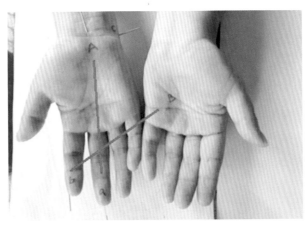

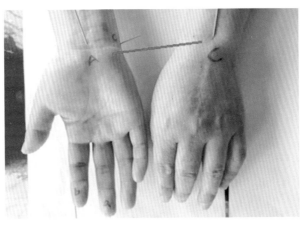

适应证

虚劳病，头脑静不下来，脉细弱，阴阳两虚，一般无病者也可以扎，强壮体质。

操作说明

扎针顺序为（a—A）（b—B）（c—C）。

9. 扭转乾坤

针　方

秋风扫叶 + 类飞龙在天。

方　解

按照全息理论，以拳头全息对应头部，握拳后，手背对应头部后侧，小拇指处对应头部侧面，秋风扫叶将两侧气机往下收、降胆气；类飞龙在天升后背阳气，一升一降，降浊气，升清阳，升清降浊，扭转乾坤！

适应证

因气机升发太过，不能肃降导致的如头痛、头晕等病症。

特征性脉象

双脉上越。

操作说明

先扎秋风扫叶再扎类飞龙在天。

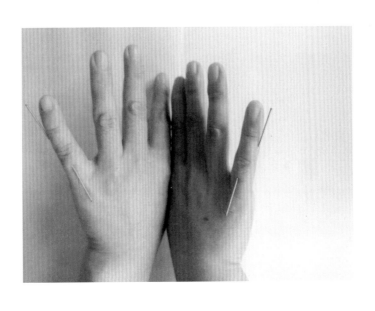

阴阳九针

七

组合针法

1. 能量组

（1）开四门

四门（天门、合门、人门、地门）。

调动先天能量，是储备粮草的。关节是人体的能量库。

天门（1 号结点）：可以为心胸、肺、头提供阳气。

合门（2 号结点）：基本同于 1 号，但作用部位比 1 号结点低些，主要为胸腔和上肢提供阳气。

人门（3 号结点）：可以为中焦脾胃肝胆和腹部提供阳气，此点作用范围最广。

地门（4 号结点）：可以为盆腔和双下肢提供阳气。

临床上遇到很多慢性病，可能周身都不适。久病多虚，如果切脉时，脉象表现为较弱，也就是按时血管跳动无力，这时可以考虑扎四门，男左女右，将

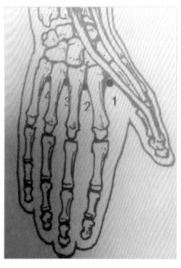
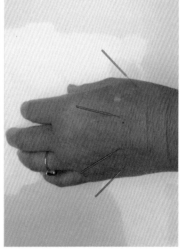

阳气释放出来，促进阳气运行。等待阳气恢复，自冲病灶，自己修复自己，扎上几次之后，病情自然会有所好转，这时再用九针来治疗。

【 操作说明 】

用1.5寸针，揣摸到掌骨结合部位。紧贴骨缝进针。

【 注意事项 】

不建议同时开四门，可针对性选用。

（2）五轮

【 针　方 】

五轮（眉轮、喉轮、胸轮、中轮、脐轮）。

【 方　解 】

人体的七轮，除顶轮和海底轮，剩下五轮，这五轮分布在冲脉的不同部位，他们各自产生冲气，相当于旋涡，将冲脉之中的气分离出来，阴分归于任脉，阳分归于督脉，再由任督与十二经脉相连，分别输送到相关的脏腑。五指的螺纹与七轮中的五轮有密切关系，从拇指至小指，分别对应人体的眉轮、喉轮、胸轮、太阴轮（中轮）、脐轮。

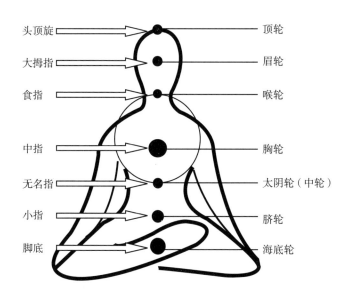

头顶旋 → 顶轮
大拇指 → 眉轮
食指 → 喉轮
中指 → 胸轮
无名指 → 太阴轮（中轮）
小指 → 脐轮
脚底 → 海底轮

适应证

食指螺纹中心为喉轮，可治咽喉病、颈肩及上肢病。

中指螺纹中心为胸轮，可治胸闷胸痛、咳嗽哮喘等症。

无名指螺纹中心为中轮，可治中焦病症，配合劳宫透更好。

小指螺纹中心为脐轮，可治腰腹不适症。

操作说明

用 0.5 寸针从螺纹中心进针，直刺至骨面，配合行针效果更好。

注意事项

根据病症开对应轮。

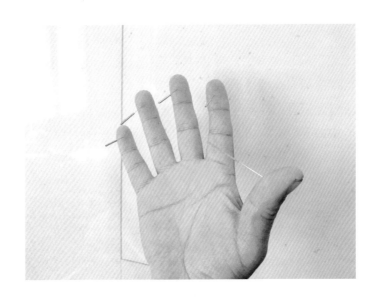

2. 小周天

飞龙在天＋通天彻地。

　　小周天针法将人体的阳脉之海和人体的阴脉之海 (十二经脉之海)，疏通连接起来，构成体内任督大循环，顺人体气机督升任降、后升前降之势。

　　小周天针法是具有普适性的基础组合针法，是阴阳九针起手式，几乎所有治疗针方组合都少不了这两针，亦可作为阴阳九针保健组合针。此方既可单独

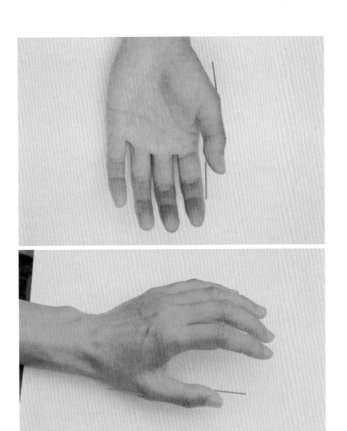

应用，又可结合全息对应部位使用，是通用的组合针法，如：小周天＋膝关节对应点。此小周天方建立任督循环，调动阳脉之海、阴脉之海能量，以全息对应点为靶点将能量调入全息对应处，通过病位与全息位同气相求的感应通道，将神、将气血引至病所，发挥强大的治疗作用。

当然，此组合针法最基本的适应证，即飞龙在天、通天彻地各自所能主治之疾，如腰背颈部疼痛、头面五官科疾病，头昏、咽痛、咳嗽、胸闷、胃胀胃痛、反酸、呃逆、腹胀腹痛等均可应用。

变　式

飞龙在天＋大叉通天彻地。

操作说明

可一边咳一边进针，能缓和紧张情绪，减轻痛感。在应用此组合针法时，若效果不明显，可以考虑开门加强推动之力；也可以考虑以中治中加强中间枢纽；还可以考虑加海上明月以疏通去路。对局部气机郁滞明显者，也可应用局部加强针法，如背痛可在一针飞龙在天基础上再协同加强两针类飞龙。

3. 左春风右秋风

针　方

左春风扶柳 + 右秋风扫叶。

方　解

肝气升于左，肺气降于右。此组合针法顺人体气机左升右降之势，以通人体侧面气机，促进人体侧面气机循环。

适应证

肝气郁结，两胁胀，情志不遂；气机左升右降之势紊乱病症，如胆火上犯扰心造成的心烦失眠、胆汁反流、目疾、耳鸣、口苦，经常偏头痛（左右不固定），乳腺增生等。

特征性脉象

左关郁，左寸略不足，右寸郁大或上越。

变　式

右春风扶柳 + 左秋风扫叶。

操作说明

重点在中焦，针行路线可在指间关节上下，过节即可。

注意事项

变式的应用，要有脉象支持：左寸上越，右关尺下陷。舌象参考：舌边尖瘀点、瘀斑，舌质暗伴齿痕。

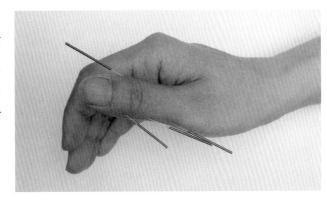

4. 飞龙扫叶

飞龙在天＋秋风扫叶。

督脉清阳升发不利，而虚亢的肝阳上冲头顶，使清阳无法上升，此类症状可形象称为鸠占鹊巢之病。选针秋风扫叶，如同一缕金气，一股秋风平息肝阳。但肝气上亢之人，大脑多处于虚亢状态，单纯向下收不行，配合飞龙在天促进降已而升，为大脑提供精微物质，这样大脑就安宁了

脉弦硬，左关上越，左寸沉取偏不足。

肝阳上亢头痛，后枕连及双侧颈部胀闷疼痛，头昏，耳鸣，心悸，心慌，口苦，失眠，牙痛等。

扎针时先扎秋风扫叶，先降占位的肝阳，再扎飞龙在天促清阳归位。

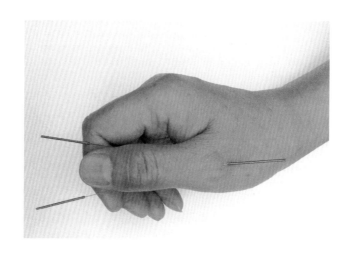

肝阳上亢病证有很多表现，如头痛头晕，心悸心慌，耳鸣口苦，失眠牙痛等，施针秋风扫叶针法有奇效，但有时施针后症状不减，甚至反加重，可能为辨证不准，可以立即补上一针飞龙在天，使阴阳针法形成循环，升降相随，即可解除各种不适而趋于稳定！针对此类患者治疗时，保持环境安静，让患者平心静气接受治疗为宜。

5. 春风彻地

针 方

春风扶柳 + 通天彻地。

方 解

主针春风扶柳制造一缕生发之气,来疏理郁积的肝气,促进肝气的条达。针后如果感觉不对,患者不停打嗝,或头胀,可补上针通人和,或通天彻地,将气导下来,从而用针建立一个循环。

特征性脉象

关郁,或兼右脉上越。

适应证

胆结石、脂肪肝、肝囊肿等肝胆系统疾病、情绪抑郁,多伴有胁痛、咽喉部异物感。

变 式

春风扶柳 + 针通人和。

操作说明

因适应证病位多在中焦,三针均可采用1寸短针,针过拇指指间关节即可。

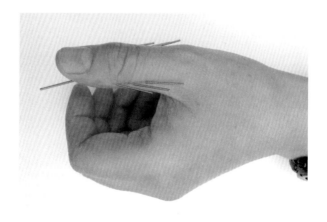

此组合针法可使气机循环，升极而降，升有通路，降有去路，以升促降，以降带升，升降循环，恢复常态。春风扶柳疏发肝气从两胁肋部上升，疏通所过之处，使郁滞肝气得以畅达，顺应了肝木生发条达的特性！肝木生发正常，肝之所主皆恢复正常！若左关郁滞，左寸不足，可单用春风扶柳，加强升达之力，对于肝郁气滞、胸闷不舒、胁肋胀满、视物昏花、偏头痛等皆有作用。通天彻地可治冲任降机不利的疾病，如咽喉不适（慢性咽炎，咽喉异物感），胃胀满，咳嗽气喘，腹痛腹胀等。总之，两者组合升降相因，发挥 1 加 1 大于 2 的效果！

6. 背周天

针　方

飞龙在天 + 导龙入海。

方　解

《黄帝内经》云：诸痉项强，皆属于湿。导龙入海针法借膀胱经导水湿下行。飞龙在天针法引督脉之阳气上升，气化颈部的水湿。一利水湿，一气化水湿，两者结合，自然针到病除。

适应证

凡出现项僵，伴随背部和腰部不适，均可以运用此三针。或者但凡湿邪为患之病，均可考虑加用此组合针法。各种关节腔积液和水肿都可以用此组合针法调节体液的代谢失常。

变　式

倒飞龙在天 + 倒导龙入海。

方解：一借膀胱经升散腰骶部水湿。二引督脉之阳气下降、气化腰骶部水湿。很多患者腰部湿邪重，湿阻气机，清阳不升，倒行"导龙入海"，取其除湿升阳的作用；倒行"飞龙在天"，取其收敛浮散的阳气，使其回归腰部，恢

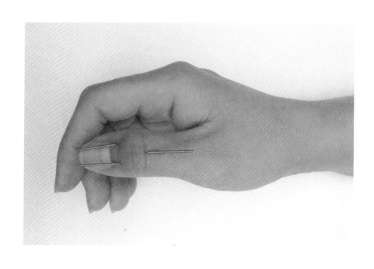

复肾脏的气化功能，协助气化下焦水湿。很多肾炎患者，脉象上小下大，下焦阳气郁闭，化热伤及肾脏，而肾脏本身阳气又不足，这种腰部虚实夹杂的情况，最适合用此三针。

适应证：腰骶酸痛不适，坐立不安，活动受限。

三针均需要过指间关节或掌指关节。

总结两种组合，作用原理是相同的："飞龙在天"是引正气来攻邪气的，邪在上用正飞龙，邪在下用倒飞龙。"导龙入海"是排邪气的，邪在上，则引邪下行，邪在下，则透邪外出。另外，针之所过，气机通畅，寒热对流，血行加速，虚实互补，传统意义上的很多证，都可以迎刃而解。

7. 止痛三针

飞龙在天 + 大叉通天彻地 + 鱼际穴。

方　解

飞龙在天，升发督脉阳气，扎此针可振奋人体阳气；大叉穴，通天彻地变式，能疏通人体冲脉、任脉；鱼际穴，打开人体所有的关节。

这个组合其实就是在小周天针法的基础上加鱼际针，是对鱼际穴单针作用的加强针法，可利人身所有的关节，因为人体关节附近是气机最容易郁堵的地方。

很多疼痛患者，无论哪里痛，都可以扎这三针，而且效果都还不错，有些起效快，有些起效慢，慢的就多留一会儿针。

适应证

关节疼痛类病症。

操作说明

鱼际穴贴骨进针，深度约整个大鱼际宽度，进针后可提插捻转强刺激20～30次。针后用手掌拍打患处引气调神。大叉穴靠近拇指根部进针，效果更好。

注意事项

鱼际贴骨针捻转行针时，不可单方向进行以免引起滞针。

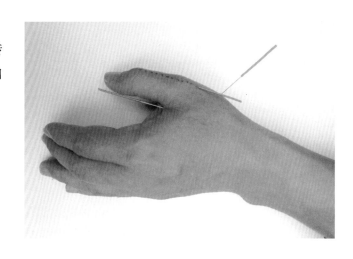

8. 调气三针

飞龙在天 + 大叉通天彻地 + 秋风扫叶。

用秋风扫叶，是因为当今社会多数人思虑太过，心神静不下来，大脑始终处于一种虚亢的状态，而秋风扫叶如同给燥热如夏的心神，吹上一缕秋风，这样人心就慢慢静了下来。

此针法当然也能止痛，但稍逊色于上一组合，可以说所有关节疼痛用止痛三针，其他所有问题，都可以用此三针组合。

这个组合针法其实就是在小周天针法的基础上加秋风扫叶，是对秋风扫叶单针作用的加强针法，作用功效与飞龙扫叶组合针法类似。

除关节疼痛类以外的其他疼痛问题，或气机紊乱病症，均可以尝试用此三针组合。疼痛以胀痛明显，气机阻滞者尤可用之。

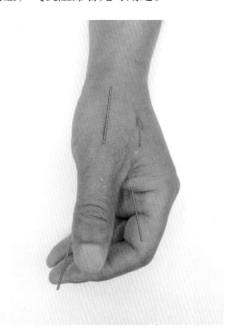

9.拉弓射箭

针 方

类飞龙在天 + 类导龙入海。

方 解

两边的两针，是从掌骨之间进针，针尖指向关节的阳池穴。阳池穴，顾名思义，就是阳气汇集的一个池子，这两针的目的，就是将掌骨之间的阴性能量，向阳池汇集，在阳池气化后，再升发出来。中间这一针，才是真正的治疗针，旁边的两针只是为中间这一针储备能量。

善补阳者，必阴中求阳，则阳得阴助而生化无穷。

此三针，就是阴中求阳，这样治疗肩周炎、治疗颈椎病（中指取象为头颈部），效果就会比单纯扎中间这一针强很多。

适应证

强化疏通肢体关节，对于肩周病痛、颈椎病痛等，均可考虑用之。

操作说明

三针组合是一种阵法，可布设于四肢任何疼痛关节的全息对应位置，要求三针均过关节，贴骨进针效果更佳。

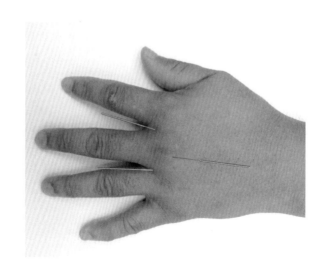

贴骨进针，特别是粗针，对关节软组织有一定的损伤，不建议频繁施针，视施针部位恢复情况，尽量不要产生累积性损伤。

拉弓射箭是类飞龙和类导龙两种针法的组合。整体上看：拉弓射箭若使用得当，能很好发挥弓箭精确打击的特点，指哪打哪！四肢旁指寻，四肢对应部位施行此组合，能引领气血集中于剑之所指，提高治疗的针对性。拇指背侧的背周天针法其实也是拉弓射箭的特殊形式，对上焦浊邪弥漫，清阳不升有很好效果。总之，拉弓射箭法是基于传统中医阴阳互根互用理论而设立的一种组合针法。

10. 鼎三针

针　　方

商阳穴 + 喉轮 + 食指桡侧赤白肉际。

方　解

人体大多疾病，问题都出在阴阳二气的交通上面，因为阴阳二气不能交通，不能相互转化，相互制约，处在一个分离的状态，否卦的状态，就出现了寒热错杂，虚实夹杂，上热下寒，里热外寒……

无论是内因，还是外因，最终导致人体生病，是因阴阳二气的状态出现问题，阻止了人体的自愈，这是许多疾病的核心问题。

三针合力，从三个方面入手：阴、阳、中。通过三针，从三个角度，使人体病处部位阴阳气血分离的状态，达到和的状态。

适应证

肩周炎，左边肩周炎扎左手食指，右边肩周炎扎右手食指，效果非常好。刚发病的患者进针就有反应，最快几秒钟就好了。病程长的患者，需要带针活动，见效也是很快的。

操作说明

第一针：从阳引阴。由商阳穴进针，针尖到达远端指间关节桡侧面赤白肉际。

第二针：从阴引阳。由食指螺纹进针，针尖到达远端指间关节桡侧面赤白肉际。

第三针：沟通阴阳。走阴阳分界线，由食指桡侧，远端指间关节后进针，沿赤白肉际穿过关节横纹，与上两针汇交。相当于太极的中线，人体的少阳之气。

变　式

七轮、四门等人体能量库附近布阵。

（1）少泽鼎

第一针：从阳引阴，由少泽穴进针，针尖到达远端指间关节桡侧面赤白肉际。

第二针：从阴引阳，由小指螺纹进针，针尖到达远端指间关节桡侧面赤白肉际。

第三针：沟通阴阳，走阴阳分界线，由小指尺侧远端指间关节后进针，沿赤白肉际穿过关节横纹，与上两针汇交。

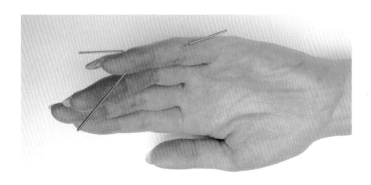

（2）鱼际鼎

第一针：赤白肉际透劳宫方向（由阳入阴）。

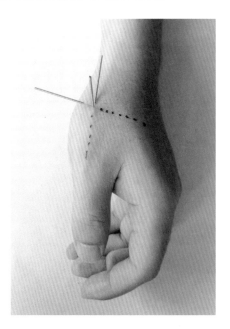

第二针：鱼际透合谷方向（由阴入阳）。

第三针：沿赤白肉际平刺向少商方向（交通阴阳）。

三针交汇于鱼际穴。

11. 守中针法

左手内劳宫透外劳宫 + 右手外劳宫透内劳宫。

守中，可以在平淡之中创造奇迹！

在阴阳九针的研究过程中，我们发现人体全息头和尾是相连的，头就是尾，尾也就是头，而不变的只有"中"，把握好了中，就可以灵活运用针法，而"中"无处不在。任何一块骨头的中心，就是中，比如第二掌骨中点、第五掌骨中点……任何一个肢体的中间，也是中，比如肘关节、膝关节、大拇指指关节……而这所有的中，与人体的中间——脾胃，有着非常密切的关系。当胃不好时，这些所有的中，都会有感应，比如很多患者膝盖发凉，这并不是风湿病所致的，而可能是胃病所导致的。人体气机的升降出入，枢纽就在中焦脾胃，中焦这个枢纽运转良好了，很多临床不适症状就消失了。

手背属阳，我们将手背看作天；手掌属阴，我们将手掌看作地。左手从内劳宫进针，透外劳宫；地气上为云，向上升发。右手从外劳宫进针，透内劳

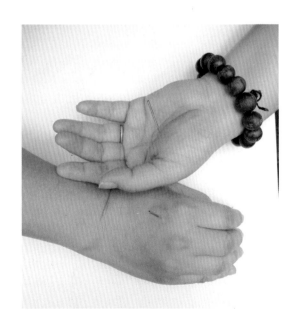

宫；天气降为雨，向下肃降。

适应证

中焦气机运转不力造成的胸闷、头昏、颈椎不适、胃胀胃痛等。以及所有与中相关的病症。针后，上越脉、下陷脉、关郁脉可平。此针法调神调气调脉。

操作说明

左手内劳宫透外劳宫，进针至手背皮下，由阴达阳。

右手外劳宫透内劳宫，进针至手掌皮下，由阳达阴。

注意事项

进针深度要够，但不要穿透对侧皮肤。可采用双针、三针加强针法增强疗效。

12. 循阳针

飞龙在天 + 通天彻地 + 春风扶柳 + 海上明月。

白云朝顶上，甘露洒须弥。

此五针体现了阳气运行的规律，从下向上，从中下降。

人体的阳气背部有，前面有，左右有，无处不在。督脉是阳气运行的大通道。人体阳气，白天的时候是前后左右往上升，中脉降，意为"太阳升，月亮降"。阴阳九针也叫循阳针法，循阳什么意思呢？就是用 4 根针从这个大拇指前后左右 4 个方向往上扎，目的是疏通阳气往上升，然后在正中央，在大拇指的最顶上扎一针，即通天彻地针，是把上面的阳气往下引。循阳针就是将人体白天阳气的循行规律演示一遍，阳气从前后左右 4 个方位向上升，在头顶汇集，最后化为阴液从冲脉下降。此即：白云朝顶上，甘露洒须弥。

所有上焦不足，清阳不升，双寸不足的患者，均可应用。如脑萎缩、慢性

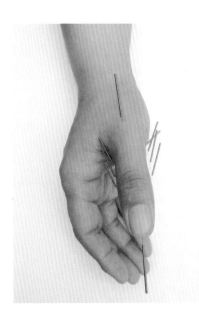

鼻炎、视力减退、记忆力减退等，常见症状：头昏不清醒、蹲下起立后头晕目眩、反应偏迟钝等。

特征性脉象

双寸不足，或整体脉虚弱。

变　式

基础针方加针头顶螺纹一针或者百会直刺。

操作说明

飞龙在天、春风扶柳、海上明月都在浅层行针（亦可短针接龙）；通天彻地进针点偏上，尽量接近拇指顶端，进针后贴骨通中脉。

注意事项

此针法力量强大，一定要在辨证基础上选用。辨证要点：双寸脉不足，舌象多见伸舌无力、耷拉下垂。每一针的起止点要把握好，每一针的细节要注意。

13. 一气周流针

天一生水 + 飞龙在天。

天一生水，促金生水；飞龙在天，引导督脉升发阳气。二者结合引导一气周流。

右寸亢而左脉不足，尤见左尺不足。

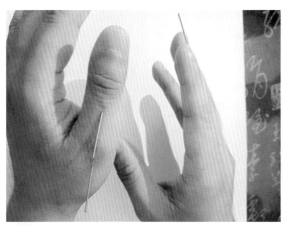

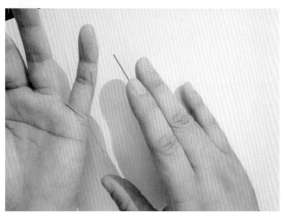

适应证

肺气过亢、金不生水、肾水不足、督脉不升证，患者可见咽喉不利、腰酸腿软、项背不舒、头脑昏沉等症。

操作说明

先予天一生水，后予飞龙在天。

14. 济阴针

针　方

通天彻地 + 秋风扫叶 + 导龙入海 + 海上明月。

方　解

此四针均是将气导于下，起到收敛阳气、滋补阴液之效。

适应证

治疗阳气不敛不降、阴液亏虚所致的自汗、头胀痛、胸胁肋胀痛、腰酸腿软、心烦失眠等病症。

操作说明

扎针时间宜在下午，顺应阳气收敛下行之态势。

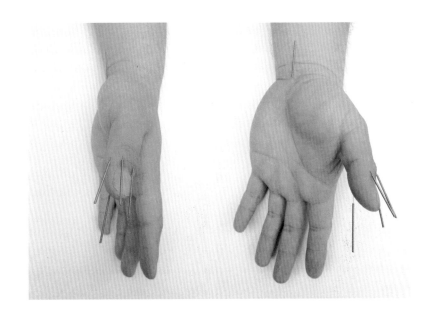

15.左脉右脉针

针 方

左右手第二掌骨桡侧中点。

方 解

左脉右脉加中脉，合为三脉。通天彻地针法调理中脉，沟通上下和内外气机，而左脉和右脉针法则可以调理左侧和右侧身体气机。

适应证

1.局部效果，治疗中风后遗症，手指僵硬，手掌无法打开，此针法可以迅速起效。

2.对于半边身体不适，针刺同侧脉针，疏通上下气机，可以起到治疗作用。

操作说明

左脉针，从左手第二掌骨桡侧中点，贴骨膜进针，针体沿第三第四掌骨中点，穿过整个掌心，抵达第五掌骨中点。

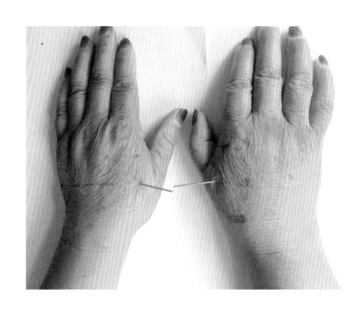

右脉针，从右手第二掌骨桡侧中点贴骨膜进针，针体沿第三第四掌骨中点，穿过整个掌心，抵达第五掌骨中点。

进针时手掌自然弯曲放松，找到进针点，把持好进针方向，慢慢进针，如果进针过程中，针尖扎到第三或第四或第五掌骨上，无法前进，需要稍作退出，调整方向，继续进针。

{ 注意事项 }

本针法需要用 2 寸以上长针，用 0.35mm 左右的粗针，针太短或者太细，无法达到治疗效果。

◢ 16. 九针阵法

核心思想：借用不同的取象，从多个部位，用相同的用针思路同时施针，形成一个较强的能量阵势，调整人体的能量失衡状态。

（1）秋风扫叶阵法

针　方

小拇指、无名指、中指、食指、大拇指的外侧，同时进针，相当于是加强秋风扫叶的作用。

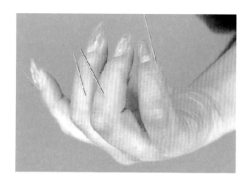

（2）针通人和阵法

针　方

将针通人和针法在五个指头同时实施，加强针通人和的作用。

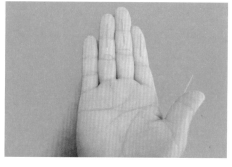

此外，还有飞龙在天阵法、海上明月阵法、春风扶柳阵法、亢龙有悔阵法，针法与上两种阵法类似，都可以灵活运用。

八

阴阳九针

—杂病针法—

1. 耳病针

针　方

小拇指的扭转乾坤（秋风扫叶＋类飞龙在天）＋后溪穴。

方　解

以拳头为全息取象，左拳头代表左半边大脑，右拳头代表右半边大脑，双侧小拇指对应耳区，秋风扫叶与类飞龙在天在气机上一升一降在侧面形成气机循环，后溪对应耳道。

图示中，上图为左拳的头部取象，下图为针对右耳的治疗用针。

适应证

耳鸣、耳聋等各种耳疾。

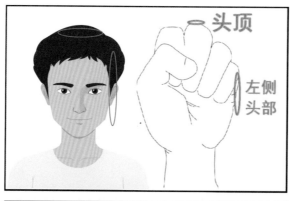

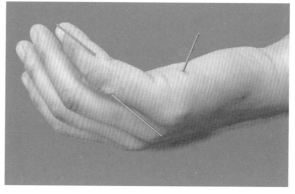

双寸偏亢（虚亢和实亢皆可）。

扭转乾坤中先扎秋风扫叶，再扎类飞龙在天，后溪贴骨进针，均用1寸毫针。

2. 头痛针

| 针　方 |

扭转乾坤阵法（秋风扫叶阵法＋类飞龙在天阵法）。

| 方　解 |

秋风扫叶主胆气降，类飞龙在天对应督脉以升清，一升一降，形成人体侧面的一个气机循环。以拳头取象，小指外侧对应头部外侧，秋风扫叶阵法和类飞龙在天阵法合用加强疗效和作用。左边头痛扎左手，右边头痛扎右手，颠顶头痛扎双中指指关节背侧。

| 适应证 |

各种头痛及气机逆于上导致的各种紊乱之证，如胆火上扰心造成的心烦失眠、胆汁反流、目疾、耳鸣、口苦等。

| 特征性脉象 |

双寸偏亢（虚亢和实亢皆可）。

| 操作说明 |

1 寸毫针，先扎秋风扫叶，再扎类飞龙在天。

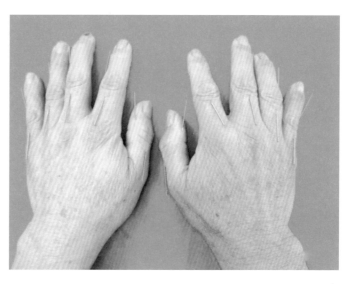

3. 眼疾针

双手中指的掌指关节掌面内外侧点＋第二指间关节掌面的内外侧点＋二龙戏珠（双天门＋百会）。

方　解

根据全息理论，中指四针对应眼睛；二龙戏珠针对患者清阳无法升于上。一者对应患处，一者调整气机，增加头部能量。

适应证

各种眼疾。

特征性脉象

双寸不足。

操作说明

中指用 0.5 寸毫针，天门用 1.5 寸毫针，百会用 1 寸毫针。

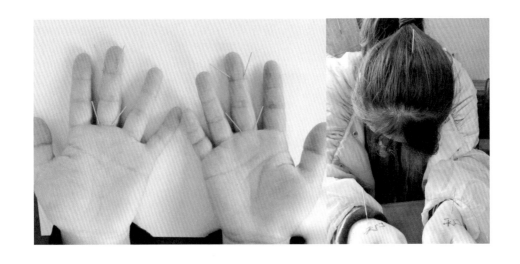

4. 鼻三针

印堂透山根＋迎香透睛明。

方 解

三针组合，正中一针为源头活水，升发督脉阳气。另外两针，可以理解为导龙入海变化针，进针点相当于迎香穴的位置，所以这两针也有驱风解表散邪的作用。三针配合，一扶正，一驱邪，对感冒鼻塞的患者，常常可以起到立竿见影的效果。

适应证

治顽固性鼻炎。借用面部象思维和全息理论，对于不明原因的腹股沟处胀痛、女性输卵管问题和男性精索静脉曲张等，凡是腹股沟处，阴跷脉所过病症，均可考虑用之。

操作说明

中间这一针，从上往下扎，起点稍高于印堂穴，贴骨向下直刺，目的是引督脉之气下行于鼻。两边的两针，进针点略高于迎香穴，顺鼻两侧，针尖抵达目内眦的睛明穴，此穴为手足阳明、足阳明、阴跷、阳跷五脉交会穴。所刺位置为面部危险三角区，注意施针前消毒。

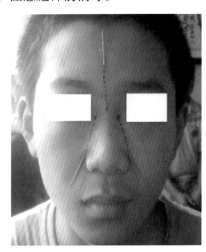

5. 手鼻针

针　方

飞龙在天 + 导龙入海（变化针）。

方　解

飞龙在天振奋一身阳气，导龙入海变化针以全息对应相当于风池穴位置。此三针具有扶正祛邪、疏散外邪之作用。

适应证

鼻炎、鼻塞。

操作说明

导龙入海变化针的进针点相当于风池的位置，由少商、老商分别进针，针尖向内斜 45° 进针，三针贴骨进针，效果更好。

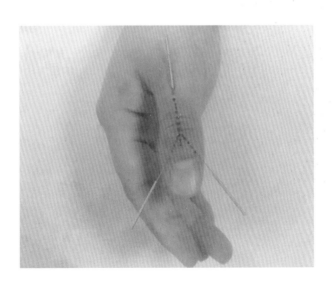

八、阴阳九针杂病针法

89

✐ 6. 舌尖痛针

中指指尖。

全息取象，整个手相当于舌头，中指指尖相当于舌尖。

指尖用 0.5 寸细针即可，点刺出血后即时缓解。

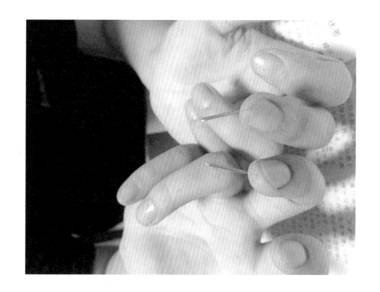

7. 牙痛针

同侧天门＋对侧牙痛点（无名指根部下，沿无名指的正中线，刺向掌根方向，针尖穿过感情线）。

方　解

全息取象，取象第一、二掌骨为上下牙槽，虎口为口，两侧为牙。

操作说明

天门直刺，牙痛点1寸针平刺，穿过感情线即可。

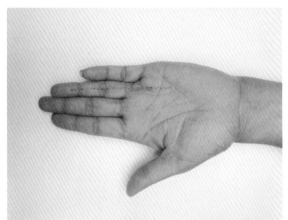

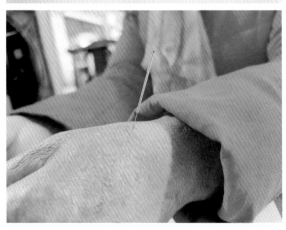

8. 颈椎痛针（困龙脱缰）

大拇指双侧颈椎对应段横向三针，顺颈侧左右各一针。

方　解

大拇指全息对应人体整个后背，第一指间关节对应颈椎，横向三针，加强了颈椎局部的疏通。

操作说明

均用 0.5 寸毫针；横向针贴骨平刺，2～3 针均可；左右大拇指外侧紧贴第一掌骨进针（扎同侧）；寸脉不足时可加开天门。

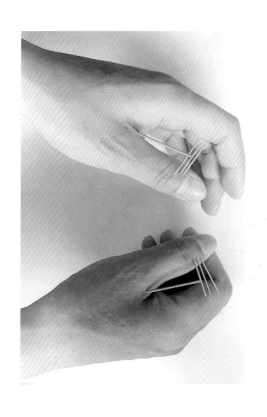

9. 肩痛针（之一）

针　方

双侧眉上，顺抬头纹平刺（左侧肩膀疼针尖方向朝左，右侧疼针尖朝右）。

方　解

眉心深层有松果体，是人体能量的聚集点，此针意在调动人体深层的能量，治疗上肢不适。此处也可作人体的全息取象，源头活水对应人体躯干，横向两针对应人体上肢。

操作说明

在印堂上1寸处进针，配合活动上肢。

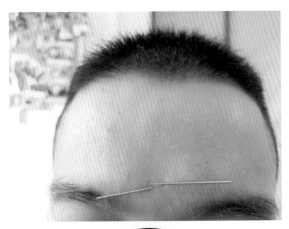

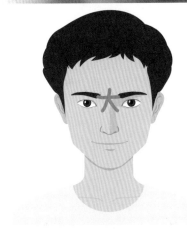

10. 肩痛针（之二）

【 针 方 】

同侧手腕尺骨茎突或对侧桡骨茎突。

【 方 解 】

手腕处尺骨茎突和桡骨茎突全息对应肩关节。左手尺骨茎突对应左侧肩周，左手桡骨茎突对应右侧肩周。中间一针对应督脉。

【 操作说明 】

斜45°平刺进针。

备注：亦可以左右尺骨茎突分别全息对应左右肩膀。若肩胛骨处疼痛，可采用针平扫皮下，即以尺骨茎突为原点，以针身为半径往不同方向提插。

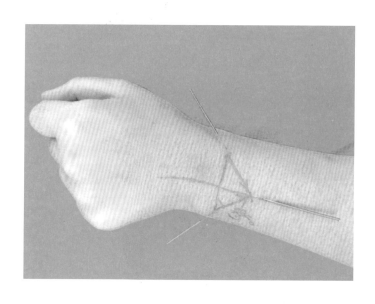

11. 上肢痛针

天门 + 合门 + 上肢对应点。

天门、合门能调动上肢能量，上肢对应点进针加强疏通局部。

双寸不足。

先开天门、合门，注意贴骨进针，可行针。肢体对应处予以类飞龙接力针。

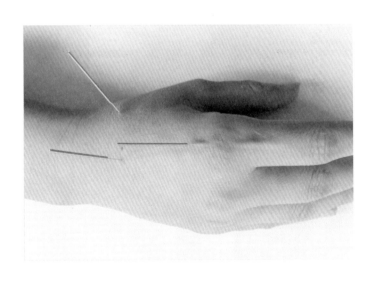

12. 腱鞘炎、手指麻木针

针　方

食指桡侧和尺侧，距指甲根角 0.1 寸处。

方　解

图示为食指的腱鞘炎。进针处为筋经起点，明代张介宾云：筋属木，其华在爪，故十二经筋皆起于四肢指爪之间，而后盛于辅骨，结于肘腕，系于关节……针刺此处可治疗筋骨劳损类疾病。

操作说明

0.5 寸毫针平刺。深度 0.2 ～ 0.3mm 即可。

注意事项

囊肿局部围刺效果亦佳，也可在井穴放血。

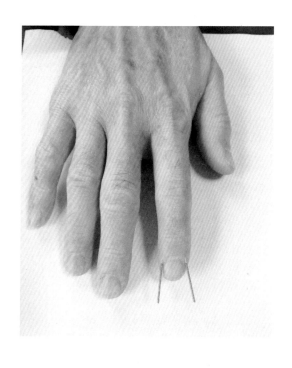

13. 腰痛、下肢不适针

针　方

印堂（源头活水）+ 双人门。

方　解

印堂深层为松果体，是人体能量的聚集点，此针意在调动人体深层的能量。且额头处可视为人体的全息，源头活水为人体躯干，疏通人体任督二脉。人门斜刺进针，调动整个后背部能量从上往下输送至腰腿部，指尖代表头顶，斜刺意将气机从上往下调，从阳面往阴面转化。

操作说明

印堂上 1 寸处进针，平刺，针尖达鼻根处即可。人门进针点在人门前 1 寸处，斜刺至 3、4 掌骨结合处。

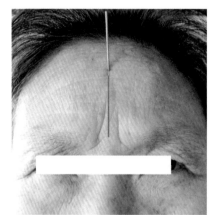

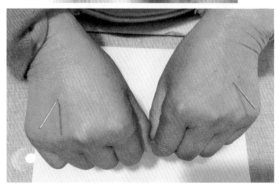

14. 膝痛针

针　方

对侧内关穴＋人门穴。

方　解

内关穴是手厥阴心包经腧穴之一，为八脉交会穴之一，通于阴维脉，是治疗胃、心、胸胁、腹疾病的常用穴；膝盖在全息对应人体中焦，借内关调中焦之气，改善膝关节气机。人门前1寸斜刺进针，调动整个后背部能量从上往下输送至腰腿部，指尖代表头顶，斜刺意将气机从上往下调，从阳面往阴面转化。

操作说明

内关穴位于腕横纹上2寸，掌长肌腱与桡侧腕屈肌腱之间，用1寸针直刺进针；人门进针点在人门前1寸处，斜刺至3、4掌骨结合处。取穴原则可按照阴阳九针"男取左女取右"，也可视病情两侧都扎；针后可令患者活动患处，做平素使膝关节受阻的动作，比如上下楼梯。

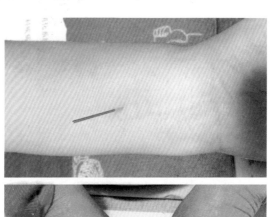

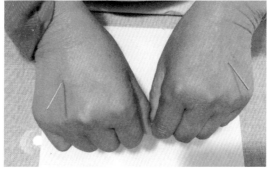

15. 脚踝针

对侧鱼际穴 + 对侧小节穴。

　　根据全息理论，鱼际穴打开人体所有关节（肺主治节）。小节穴为踝关节扭伤经验用穴。小节穴是董氏奇穴的一个穴位，接近于手太阴肺经的鱼际穴，在鱼际穴的前方，其位置在第一掌指关节掌骨旁，靠近拇指第一指节，赤白肉际处。取穴时，其他四指轻轻握住内屈的大拇指，掌面斜向上，此时第一掌骨外上髁与拇指第一节外下髁交界处有一凹陷就是小节穴。进针时，把大鱼际看作是一个鸡蛋，从小节穴向着"蛋黄"处进针。

踝关节扭伤，脚踝疼痛。

鱼际贴骨直刺进针，小节穴平刺。

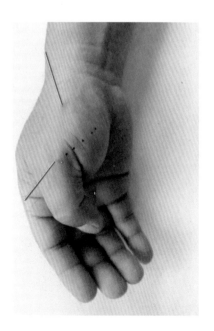

16. 强心针

针　方

左天门透劳宫 + 左鱼际透劳宫 + 右大明月透劳宫。

方　解

天门透劳宫，把背部的能量引至心脏，心脏在人体左侧，故天门透劳宫若单侧取穴均取左侧；左脉对应督脉，鱼际穴为开节穴，使全身气脉通畅，减轻心脏负荷；大明月透劳宫气化下焦阴邪，使阴邪由阴向阳转化，右手寸关尺对应身体前面，对应任脉，而大明月全息对应腹部，故取右手更适宜。

适应证

心慌、胸闷、心悸、胸痛等心脏不适。

操作说明

一针透两穴，注意不要穿出皮肤。

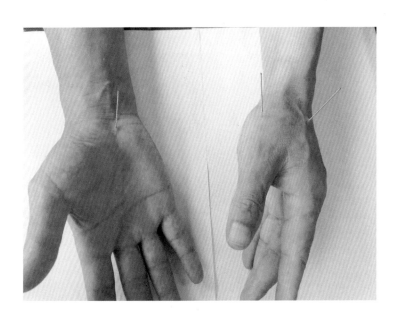

17. 乳腺针

中指第三指节围刺。

　　手掌全息对应取象：左手对应左侧身体，右手对应右侧身体。左右中指在左右侧身体正中线上，乳房也在左右侧身体正中线上。

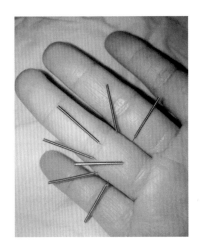

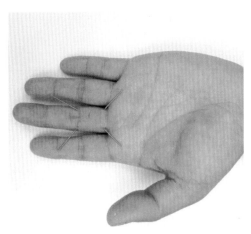

八、阴阳九针杂病针法

101

适应证

乳腺增生、乳腺结节、乳房胀痛、乳痈等乳腺疾病。

操作说明

用 0.5 寸的细针围刺以减少疼痛感。针刺以后，嘱其触摸感受病变部位，轻揉病灶。

18. 胃三针

针通人和＋以中治中＋内劳宫透外劳宫。

针通人和为九针基础针法，疏通中焦；以中治中以第二掌骨为全息，对应中焦；内外劳宫透取"中"之意，在手掌上位于中部，对应人体中焦。

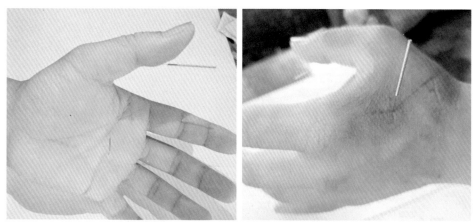

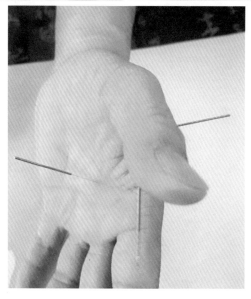

所有中焦不通导致的胃胀、呃逆、反酸等胃部不适症状。

以中治中直刺进针，刺激骨膜为要点。

19. 消痞针

针　方

右手大陵穴 + 左手天门透劳宫。

方　解

大陵穴气化下焦阴邪；天门透劳宫调动人体背部的阳气来增加心脏的阳气，借心脏之力，疏通体内的郁滞。

适应证

腹部痞块。

特征性脉象

左寸浮取不足，右关尺间不足。

操作说明

大陵穴用 1 ～ 1.5 寸针均可，天门透劳宫用 1.5 寸针。

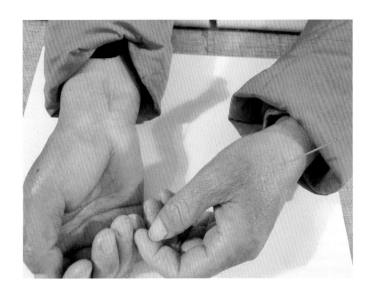

八、阴阳九针杂病针法

105

～ 20. 下焦针

〔 针　方 〕

大明月加强针 + 拇指海上明月 + 腹股沟对应区海上明月。

〔 方　解 〕

全息取象，均为下焦对应区。

〔 适应证 〕

治疗下焦病症，如痛经、妇科炎症、前列腺炎等。

〔 操作说明 〕

平刺进针，大明月可用 1 ～ 1.5 寸针，余用 1 寸针即可。

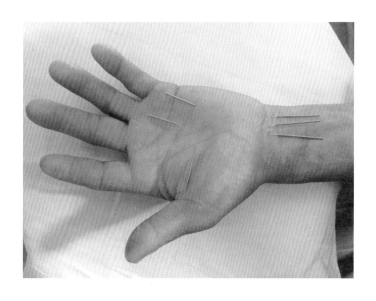

21. 晕车针

左手飞龙在天 + 右手通天彻地。

方　解

晕车属于气机升降失调，清阳不升，浊阴不降。飞龙在天升督脉阳气，通天彻地降胸腹的浊气，一升一降，升清降浊，气机自然循环起来了。且人体气机左升右降，故取左飞龙在天，右通天彻地。

适应证

晕车等各种气机失调证。

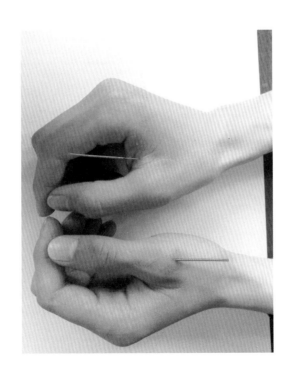

22. 中风针（降本流末）

针　方

2～4 指掌内关节横纹 + 2～4 指掌背类飞龙在天。

方　解

两手握拳，对应人体左右大脑，掌内关节全息对应大脑组织。手全息：食指、中指对应上肢，无名指、小指对应下肢，类飞龙在天疏通四肢关节。左脑控制右侧肢体，右脑控制左侧肢体；中风患者肢体活动不利发生在脑部病变的对侧。图示中，此患者病变部位在右侧大脑，活动不利在左侧肢体。右手 2～4 指掌内关节横纹为降本，左手 2～4 指掌背类飞龙在天为流末。

适应证

中风后遗症。

操作说明

右手 2～4 指掌内关节横纹以 0.5 寸针平刺；左手 2～4 指掌背类飞龙在天，以 1 寸针平刺。

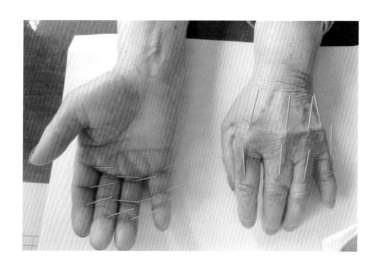

23. 过敏针

天一生水 + 左手天门透劳宫。

方　　解

过敏引起的皮肤瘙痒，因肺气不能肃降，水气郁于皮下，故予以天一生水，金水相生；左手天门透劳宫，人体心脏在左侧，故取左侧，诸痛痒疮皆属于心，在此意为调动人体背部的阳气以加强心脏的阳气来止痒。也可针右侧导龙入海，来引水湿之气下行。

适应证

各种过敏、瘙痒症状。

特征性脉象

左寸不足，右寸偏亢，左尺不足。

操作说明

天一生水以（右手商阳穴平刺，左手无名指、小指指根平刺）0.5 寸针；左手天门透劳宫以 1.5 寸针。先予以天一生水后予左手天门透劳宫。

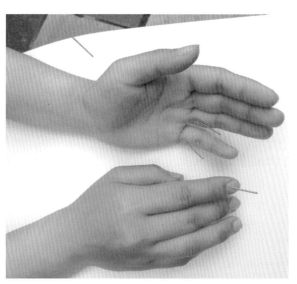

八、阴阳九针杂病针法

24. 失眠针

神门（从尺侧平刺至桡侧）＋源头活水。

失眠患者气机为阳不入阴，此两针均为调神针。源头活水调动深层能量让神归位。神门穴为安神治失眠要穴，引神入体，引阳入阴，引神入阴，神门穴一针贯三阴（太阴经、厥阴经、少阴经），加强阳入阴的力量。

失眠及心神不宁，配合按摩后颈部的失眠穴，疗效更佳。

神门 1.5～2 寸针平刺；源头活水，印堂上 1 寸左右处进针，达鼻根处即可。

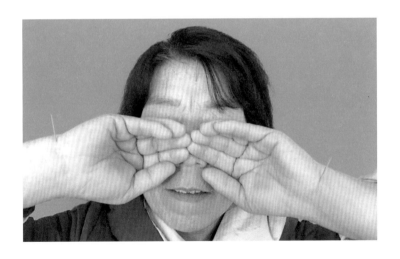

25. 肝胆针

针 方

鼻三针 + 右脉针法 + 第五掌骨中点。

方 解

鼻三针取源头活水加右侧法令纹一针，在形体上对应右胁肋，上下形成气机循环；右脉针法直接疏通肝胆气机；第五掌骨中点全息对应肝胆处，三者相合，对应肝胆，条达肝胆气机。

适应证

治疗肝胆结石或息肉。

操作说明

源头活水从印堂上1寸，向下平刺。右法令纹进针点在迎香穴附近，向上，顺右法令纹向鼻根部平刺。右脉针进针点在右手第二掌骨中点，穿掌心直刺，针尖朝向第五掌骨中点。

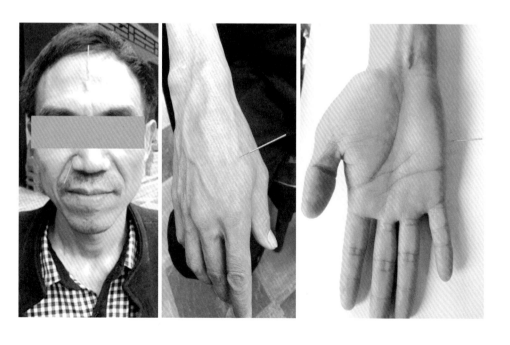

26. 咽三针

⎡ 针　方 ⎤

飞龙在天 + 大叉通天彻地 + 喉轮。

⎡ 方　解 ⎤

飞龙在天升督脉阳气往天部；大叉通天彻地疏通天地人三部，建立任督循环，调动小周天能量；喉轮打开喉部能量开关。咽痛三针是止痛三针的变化针法，以喉轮代替鱼际，更有针对性。

⎡ 适应证 ⎤

扁桃体炎、咽炎等引起的咽部不适。

⎡ 操作说明 ⎤

飞龙在天、大叉通天彻地按常规针刺，喉轮处 0.5 寸针直刺，可予提插捻转行针，针尖抵骨，进针及留针时配合吞咽动作。

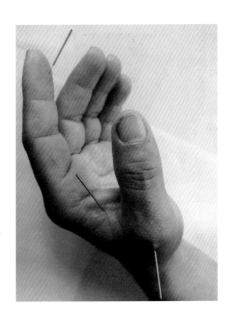

27. 咳三针

大鱼际异常纹路/大叉通天彻地＋喉轮＋胸轮。

喉轮调集喉周能量宣肺利咽止咳，胸轮调集胸部能量宣通胸肺气机，鱼际处杂纹进针降逆止咳，三者相合，宣肃肺气、调胸中大气，气顺则咳止。大叉通天彻地亦起到降逆止咳之效。

宣通胸肺气机，降逆止咳，治疗一般咳嗽。

顺鱼际异常纹路平刺，喉轮与胸轮直刺抵骨。鱼际异常纹路，有则扎，无则免，外感咳嗽加小周天针。

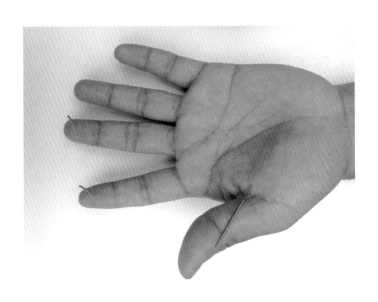

28. 呃逆针

针　方

手背第二、三、四、五掌骨中点平刺。

方　解

全息对应膈肌。疏通中焦，缓解膈肌痉挛。

适应证

呃逆。对于时间久的顽固性呃逆，须在中脘处用针调理气机。

操作说明

进针前先将针弯曲成弧形，沿掌背各掌骨中点平刺。

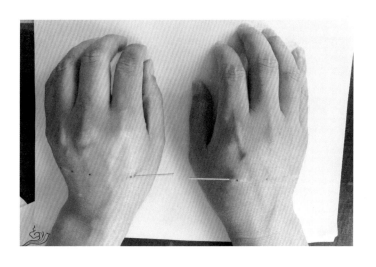

附 以九针思维指导临床

阴阳九针最初创立时其实就是解决通道的问题。第一针通天彻地，打通中脉，把上面的能量经过中脉降到下面去。很多患者扎完后，胸闷、头昏都消失了。扎哪儿呢？大拇指竖起来，大拇指螺纹中央，垂直往下扎，很多人说，哎呀，这好疼啊，其实扎大叉穴也可以，大拇指食指的虎口中间，这个地方扎下去也可以，只要顺中间通道下去，都可以解决中间通道的问题。

这一针把中间疏通，"冲为血海，任主胞胎"，很多血液系统疾病，扎完这一针有效。

热浮在上面的时候，流鼻血，牙龈出血，早上刷牙恶心，有出血的症状，当扎这一针下去，气往下走时热也往下走了，牙龈不出血了、鼻子也不出血了。

在这个思想的指导下，我们选择相关的药物，如竹茹，中间是空的，就能把中脉疏通。我这几天治了一个病号，是癌症患者，手术之后，早上起来刷牙牙龈出血，恶心，在外面调了好久，我给他用竹茹。刚开始放30克效果不好，最后放80克竹茹配合柴胡，吃完后，气就下去了，不恶心了，牙龈也不出血了。

借九针思考，把通道打开，把气从上面调到下面去，顺便热往下降，就好些了。

在这个思路指导下，可以把药物、针灸、推拿归纳进去。

阴阳九针还有一个飞龙在天，就是疏通督脉。我们取大拇指背部正中线往上扎一针，飞龙在天，疏通督脉。

取这个巧劲儿，不是一定要在督脉下手，只需要在大拇指手背上下手。人和宇宙是相通的，人是个小宇宙，我们解决好了个人问题，就解决好了大环境问题，同样的我们解决好了大拇指的问题，就解决了全身的问题。人是宇宙的缩影，一个大拇指就是人整个肉体的缩影，人是个小宇宙，大拇指也是个小宇宙，把大拇指搞好身体也好了，它是全息对应的。在大拇指背部扎一针飞龙在天，就可能帮助把督脉疏通。

通天彻地是解决气往下降的问题。现在很多人阳气升得上去吗？我想大多数人阳气升不上去，就是该降的不降，该升的不升，搞反了。

不信号号你们的脉，左手寸脉浮取，我估计一半人摸不到，伴有颈椎不好，后脑勺阳气升不上去，背部的陶道穴、夹脊关都是堵住的，升不上去，修行人这是个关卡，很难通的，不是说大家不努力，其实很多人都不通，夹脊关两边是膏肓穴，病入膏肓，这个地方很难通，号脉时左关都是大的，左关郁滞的。所以扎飞龙在天可以促进它疏通，这是解决通道的问题。

在这一点的启发下，用走督脉的药，比方乌梢蛇、苍耳子、鹿角片、鹿茸。在九针思想指导下用药，患者过来说大夫我这背疼，头昏，流清鼻涕，这是阳气升不上去，扎飞龙在天后，阳气从督脉升上去后，"唰"阳气足了，鼻塞就好了，头也不昏了，这时我们知道这个患者是督脉不通导致的，再用相应调督脉的药物，起到很好的效果，这也是解决通道的问题。

阳气从下往上升时，督脉是阳气汇集的总督，升不上去与肝脾有关系，肝随脾升，所以凡是督脉不通的，一定与肝脏和脾脏有关系。

在这个基础下用疏肝的、健脾的药，就可以帮助督脉疏通。

以前我们经常用乌梢蛇来疏通督脉，刚开始进价几十块，一百多块，两百多块，后来乌梢蛇卖到 500 块钱一千克。算了不用了，但不用，督脉怎么升呢？

我们从肝脾来调。后来我发现凡是督脉不升的，左关大的，用柴胡 30 克、40 克、50 克，柴胡用量大才能通督脉，用量小通不了督脉。柴胡用量小，只是把力量提一下，柴胡用量大，就能把它散出去，产生散的作用。柴胡用量小就像手枪一样，一发子弹打出去，如果柴胡用量大就像打猎的铳一样，"呼"，一群子弹打出去，把整个郁滞的气散开。当体内肝脏有郁热时，背部督脉不通时，用大量柴胡就可以帮助通督脉，散邪气。这是我通过阴阳九针在证悟这些医理，然后用药物来证，针和药反复实验来的，也是解决通道的问题。

比如病人鼻炎，阳气升不上去，左关大，你用苍耳子、辛夷花，苍耳子有小毒，不敢用，当用大量柴胡时效果很好。柴胡，把肝气往上升时，以脾土为根，土旺时植物才长得好，现在很多人都是脾虚，思虑太过，思虑太过就会脾虚，脾虚了就没法向肝脏提供能量，肝气升不上去，肝气升不上去督脉就没有能量，督脉就不通。你摸下脸上的肉，揪起来肉是松弛的，里面的皮肉很松弛的，就脾虚。脾主肌肉，如果非常松弛，不用号脉就知脾虚。

脾虚，土壤就不肥沃，木气升发不了，脾虚木气升发就没有力量，没有力量，督脉是阳气汇集的地方，督脉就升不上去，所以脸上肉松弛的，颈椎就不好，头就昏，这是相辅相成的，这一直谈的是通道的问题。

阴阳九针有九个针法，不管是通天彻地也好，飞龙在天也好，导龙入海也好，秋风扫叶也好，春风扶柳也好，针通人和也好，都是解决通道的问题。

在这个启发下，用药物用针灸确实起到很好的效果，很多患者扎完后当场就不疼了，腰也不疼了舒服了。肯定有效，但有个问题，扎完后会复发的，过几天又发。

医生会想：为啥会发呢？

昨天搞能量的老师说，一个病要治好两年不复发，才叫真治好了。如果治好三五天又发了，一个星期又发了说明没治好，就是说通道是打开了，能量没有了。当把所有通道打开发现能量不够了，没有能量怎么支撑通道？当打开之后没有能量，它又塌陷了，通道是靠能量撑开的，当没有能量时，就像血管一样，血管里面没有血时血管自然是瘪的，水管子没有水，水管子也是瘪的，所以没有能量时经络、血管都是塌陷的，一塌陷自然就不通了，所以叫"正气存内，邪不可干"。

正气都没有，塌陷了，怎么抵御邪气？

慢慢思考是能量有问题，开始找能量的问题。

那么能量从哪儿来？我扎针时想，能量从哪儿来，从三个方面考虑：患者自身能量，也可来自医生，也可来自外界，或者说大一点，宇宙。

扎针时，如果患者能量够，能量很足，我们只是扎下针把通道打开后，虚实互补，它自然就冲开了，这好办。

如果冲开后，患者能量不足，只要有邪气在，生命能量肯定还是不够的，只是相对多一点，还是不够的，如果足够它自己就冲开了，还是不够的。那能量从哪儿来呢？患者体内也分阴阳，头为阳，腹为阴。我们说的气，是由阴向阳转化的产物。当患者腹部很大时，一定气虚，阳气不够，腹部大一定气虚，因为腹部是属阴性的，把人体简化一下，就是一个阳性的球，一个阴性的球，一个脑袋加一个腹部，腹部称为腹脑，腹部就是个脑袋，脑满肥肠，肠子肥了，脑子也满了。腹部的能量如果气化之后就向阳转化走头。现在肚子大得没法向阳转化，转化不成气，气就不够，脑袋就容易昏沉。

如果能量不够，如何由阴向阳转化，用针灸怎么解决问题？

扎海上明月！大陵穴相当于下腹部，会阴这个地方，用一寸或寸半针就可以气化下焦的阴邪，把腹部的阴性能量稍微气化一下，让它转化为阳性能量。

你说这么扎一下能气化多少呢？

当人的气不够时，多补一点点就不一样了。

人就差一口气，稍微补一点点都不一样。

假如患者过来看病，"大夫，我脖子疼得厉害"，号脉发现气不够，再用其他方法，把督脉疏通一下，不行！脖子捏一下，还是疼！刮痧，还疼！没有气，撑不起来，撑起来就好了。

号脉发现气不够时，就先不要瞎折腾，直接把大陵穴扎两针，过两分钟，还疼吗？不疼了。

大陵穴压根就没有治颈椎，没有治腰椎，但是它把下面气化加强一点，气稍微多一点，稍微撑一下，通道开了。

很多疾病不是邪气太盛，是太虚了。为什么很多人要扎气血三针，扎气血三针把气血补起来后通道撑开了，疼痛缓解了，很多病就好了。

这三针不治病而治病，不战而屈人之兵，根本不用打仗，直接把正气扶起来，敌人就吓跑了。

阴阳九针扎大陵穴有很深的意义，跟大家讲一下。

我们的手可以代表一个人，因为整个手是身体的浓缩，舌头也可以代表一个人，眼睛也是身体的浓缩，耳朵也是，扎大陵时看着是扎手，其实可以治耳朵的问题，可以治眼睛的问题，可以治舌头的问题……手既是整体也是局部，手可以对应心脏，两只手合在一起，相当于左肾、右肾，不要想这是手，想这是人，因为手是人的缩影，每个脏器也是人的缩影，手既代表人，也对应心脏，也对应肾脏。

大陵穴扎针，感觉是气血供应多一点，其实它对五脏六腑都有帮助。

我曾经在门诊部专门讲过大陵穴能治什么病，可以说大陵穴对很多虚证都有效，对心脏有好处，对肺有好处，对肾脏有好处，对五脏六腑都有好处。扎上后气化加强一点，整个人的气起来，都好了，都舒服了，这是阴阳九针的一个小思考。

用药如何让能量由阴向阳转化？

下焦阴性物质向阳转化，必须要气化，就要用阳性药物，附子、干姜、炮姜、小茴香……这些药都可以促进气化，把下面阴邪气化后，人就有劲儿，气就足了。

号脉时凡是两尺不足的，小腹凉的，肚子大的，都需要把下面阴邪气化，气化后产生气就好了，最简单就是喝点白酒，白酒就可以促进下面气化，由阴向阳转化后阳气一足，通道问题就解决了。

我们最初是解决通道的问题，发现通道的问题是能量的问题，气化加强后，能量起来了，通道的问题解决了，已经超越最初的通道问题了。

现在反观一下，很多疾病，比方说风湿关节炎，关节疼了十多年了，摸脉，气血两亏，身体很虚，喝八珍汤吧，喝几次再说，患者喝了五剂好些了，喝了十剂好差不多了。这就是不管你的病，先把正气扶起来再说，补起来后自然通道的问题解决了。

我最初一直想通道问题，其实针灸治疗痛症是很快的，搞临床的都试验过，不管是董针也好，阴阳九针也好，头皮针也好，腹针也好，传统针灸也好，只要是针灸，治痛症都快，这是绝对的，你稍微入点门，用针灸治疗痛症都快。

如果治疗痛症很慢，说明你还没入门。但后续能量解决不了，效果持续不了，能量要提起来。

阴向阳转化就有气了，但有一个问题，很多人阴分不够啊。我们再继续思考，很多人舌苔有裂纹，大多数人都有，裂纹代表阴虚，你体内阴分是不够的。你说我这么胖还阴虚啊？你那么胖是体内一肚子浊水，浊阴，和真阴不是一个东西。当阴分不能利用，是坏水浊水时，要排出去。很多人阴分是亏的。

想气化，下面没有阴。

阴是怎么来的？阳是怎么来的？

静则生阴，动则生阳，只有静下来后，体内的阳才向阴转化，我们好好睡觉后，阳才向阴转化。当今社会人脑袋静不下来，晚上睡觉思虑静不下来，睡不着觉，睡不着觉就养不了阴，所以很多人阴虚，阴分能量不够。

当阴分不够，想向阳转化，没东西可转化，他本身一动就出虚汗，稍微动一下心慌气短，稍坐一下腰酸，为什么？

脑袋静不下来，睡不着觉。

现在社会失眠的患者很多，我也经常失眠。不是揭你们的短，揭自己的短，因为我发现睡觉不好，阴分就亏虚，我亲身体会到，当阴分不够时，阳也会虚，它是一环套一环的，所以睡觉不好阴分一定不足。

要把阴分养起来，中药材用熟地，九制熟地很能养阴。有没有一个针法可以补阴呢？

天一生水，将上面的阳向阴转化，怎么扎呢？起点扎右手食指商阳穴，对应阳明大肠经，乾卦，对应天，下面扎少府穴，把右上方能量转到左下方，由阳向阴转化。

很多患者来时左尺是不足的，当扎完天一生水后，左尺很快起来了，阴分养起来了。不是用外界来补水，喝的水不一定转化为阴，阴是体内气转化的，喝下去的水只有气化后，再下来才是阴，才能利用起来。

喝一大杯水，气化不了，脚肿，不能成为阴。气化后再降下去往回收，向阴转化才能补阴。

扎天一生水后，很多患者腰很快不酸了，来的时候左腰酸软没劲，扎完后腰不酸了，就是把上面阳气向阴转化，收回去了。

用药的时候用金水六君煎，促进肺的力量向肾转移，叫金水相生，金处上焦，水处下焦。脏腑是肝随脾升，胆随胃降，只有胆和胃一起往下降时，上焦的阳气、肺气才往下降，降到肾上去。

现在很多人胃气不降，中脘是堵着的。我这儿也堵着，正因为我身上有，所以才引起我的重视。

我发现在临床上看病时，切脉，凡是右手关脉大的患者，他前面降不下去，热都浮在上面。只要右关脉大，气降不下去，热浮在上面，脑袋就静不下来，晚上睡觉就多梦，心也静不下来，必须把右手关脉调好后气收到下面去，所以天一生水调肺和肾时还要解决中焦的问题。现在发现：以前用半夏泻心汤有效，后来有的没效，因为中脘堵得太厉害了，要用调胃承气汤了，大黄、芒硝、甘草。要用芒硝了，用半夏都不行，堵得太厉害，已经到这一步了。

所以我现在临床上用大黄、芒硝、甘草调胃承气汤来治上热下寒，治失眠，治静不下来，治食道癌……只要是中焦卡着的。

我治一个食道癌，吃不下饭，这儿堵得很厉害，用调胃承气汤作为基础方加减，吃完胃打开了，泻肚子，食道也舒服了，都舒服了，单纯用半夏、竹茹都不行，要用大黄、芒硝调这块，这还是在把上面的阳向阴转化。

当阳向阴转化时，下面阴分足，整个气化也加强了。最核心的是阳在头部，脑袋是个阳性的球，腹部是个阴性的球，为了把脑袋的阳向阴转化，历代医家都在想办法，半夏泻心汤是个思路，还有腹针引气归元，扎中脘、下脘、气海、关元，按腹针看的话，中脘相当于一个乌龟的头部，下脘对应颈椎，看着扎的是引气归元，其实是引上面能量调到下面去，引阳入阴，也是解决把阳向阴转化的问题，把下面阴性能量补起来的问题。

这是个大的问题，当今社会人的心都很浮躁，都沉不下去，基本上十个人十个都是这样的，究竟是通道的问题，能量的问题，还是脑袋静不下来的问题？处理不好，由阳向阴转化是失败的，所以阴阳九针除了天一生水针法把上面的气往下收之外，还有颠倒阴阳，在中指指尖扎一针，对应头顶，在大陵扎一针，对应会阴，把头部能量调到下面去，有没有效呢？有效。

前天我看杨老师扎气血三针，启发很大，他扎三间穴和新合谷，一个头，一个尾，因为这是第二掌骨，一个头一个尾，第二掌骨全息，然后扎合谷穴旁开了半寸一寸左右，一个头一个尾，中间旁开一下，中焦的一个旋转的力量，我这么理解的哈。

把上焦和下焦的阳和阴，在中焦转成一个旋转的力量，一旋转，阳向阴转化，阴向阳转化，转来转去越转气越足了，阳向阴转化，阴多了，阴向阳转化，阳多了，越转越多了，阳也多了阴也多了。

这个针法我回去自己实践，扎两个病号有效，我想既然你这样扎有效，我换个不行吗？

我在中指指尖扎一针，大陵穴扎一针，然后再画条直线，再偏一下，劳宫扎一针，很好。一个头一个尾，一个中轴转起来，因为中焦的轴转起来，阴阳相互转化，气越来越旺盛，不转化人就死了。

我以前怎么扎呢？一个头一个尾，然后正中间扎一针，不行，不能形成对冲，要稍微偏一下，正中线稍微偏一下扎，才有一个冲和力，才转起来，所以他这个针法对我启发很大。第一天老杨来的时候交流这个针法，我晚上一夜没睡，第二天创立我的新针法出来，来个腰疼的背疼的，按新针法扎，验证我这个思路，发现非常好。

就是一个头一个尾，中间稍微偏一下。不能在正中线上，稍微偏一下让力量转起来，由阴向阳转化，由阳向阴转化，有个冲和力，这样气就旺了，这是我的破译，不一定对哈。

"万物负阴而抱阳，冲气以为和"，所以这三针就可以理解为万物负阴而抱阳，冲气以为和，冲气转起来后，阴阳旋转，转化越来越强，整个气就补起来了。

缺阴不行，缺阳不行，缺中间的中轴也不行。

阴阳相互转化，头是阳，腹是阴，其他的基本都是通道。人就是两个球，一个阳性球一个阴性球，背后是督脉，前面是任脉，中间还加奇经八脉和十二正经，奇经八脉和十二正经都是通道，这些通道都是解决阳向阴转化，阴向阳转化的问题，这个路堵住了走那个路，那个路堵住了走这个路，反正要整体协调互相转化。

"地气上为云，天气下为雨"，天和地在相互转换。

在这个思想指导下，脑袋不清静时阳不向阴转化，脑袋的问题从下面治，把下面腹部气化，很多患者上热下寒比较明显，舌尖很红，屁股很凉，脚也凉，这时做太极周天灸，灸八髎。

灸八髎，把下面气化后，这气蒸到上面去舌尖就不红了，睡觉就好了，一边做艾灸一边睡着了。

很多舌尖很红的，心火很亢盛的，把下面气化之后搬到上面就好了，不亢了，抽坎填离是好事，阴阳交互，就是把它转起来。

灸八髎还要两个人操作，怎么一个人就能把转换搞好呢？我们研发了玄石，就是火山石，火山喷发出来的岩浆凝固成的石头，我们加工成石饼后放水里煮，煮热后把石头搁在患者小腹部，关元穴上面，因为它有重量，呼气它就压一下，再呼气，再压一下，气慢慢收到下面去了，引气归元，引火下行，心肾相交。

就这个小东西，很多人用了觉得好神奇啊，它的原理就是把上面的气收到下面去，让脑袋清静下来，就是阴阳转换的问题。

后来发现由阴向阳转化时，很多人督脉不通，发现摇龙骨效果比较好，门诊部专门成立个摇龙骨科室，患者来时动不动就摇龙骨，按住屁股摇啊摇，把龙骨摇通后，阳气由阴向阳转化升上来瞬间解决问题了。

不管摇龙骨也好，揉腹也好，周天灸也好，石饼也好，都是促进阴向阳转化、阳向阴转化的过程，让能量正常循环起来，因为每个病人，可能这儿堵着了，可能那儿堵着了，具体环节不一样。

能量扶起来后，阴阳转化起来后，这患者应该好了吧？

还不行。

有的患者阳也虚，阴也虚。长期思虑过度时，下面阴分烧干了，上面虚亢，这火也是虚火。这时怎么办呢？

光靠自身能量不够了。就是他已经很穷了，自身调理不行，这时需要医生去帮他。

有时病人虚得很厉害，他说我血压低啊，头昏啊。让他躺着，把手放肚脐稍微按一下，手是热乎乎的，给它一个力量，把腹压增加一点，血往上压一点，脑袋供血好一点，他就舒服了。这就像输血一样，把医生的阳气输点给他，他就舒服。

再举个例子，家里小孩子咳嗽，小孩子是稚阳之体，气血都很弱，阳气虽然很旺盛，但阳气不是很足，像春天的嫩苗一样，小孩子受寒，背心发凉。你用手掌心贴在两个肩胛骨的中间，就这么贴着，啥都不用管，继续睡觉，贴十五分钟二十分钟，贴热乎了，手微微出汗了，娃子也不咳了，这简单吧。这是能量疗愈的方法。小孩子半夜咳嗽，你不可能去打针啊，刮痧啊，你用手掌心的热量，贴在他背心，把他贴暖和点，微微出点汗咳嗽就好了，就这么简单。

　　成人有没有效呢？也有效，夫妻之间，如果咳嗽，给对方用手贴着，也好得快，这就是能量……

　　通道—能量—调神。

　　这就是九针产生的过程，参悟的过程，向内求的过程。

如果您认真读完此书，您会有无穷的想象空间，针法无数，但道法唯一，所以此书的最终目的还是希望大家借术悟道，以道御术，只有这样才能让您的思想遨游在无边无际的海洋之中，这里的海洋便是医道。

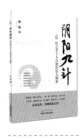

内容简介：

本书主要介绍了任之堂主人余浩自创的针法——阴阳九针。该针法是将全息理论、中医理论、道家修行法门结合起来，借用人体的大拇指来疏通人体的冲脉、督脉、任脉，运用奇经八脉中的先天之气，来治疗人体诸多疾病。扎针部位多在大拇指，不伤及脏腑，非常安全。阴阳九针共包括飞龙在天、通天彻地等九种针法，经临床验证数万余例，对多种疾病确有疗效。

内容简介：

本书主要介绍了阴阳九针组合针法和技巧进阶，并收录了大量精彩的阴阳九针实践案例。全书分为两部分，第一部分讲解了十七种组合针法，每种组合针法详述其针方、方解、适应证、操作说明、注意事项，并附典型案例。第二部分收录整理了疼痛类病症、呼吸系统病症、心脑血管病症、消化系统病症、泌尿系统病症、妇科病症、皮肤科病症及杂病等八大类疾病的阴阳九针临床案例，涵盖了大部分临床常见病种的阴阳九针治疗思路。

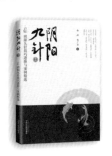

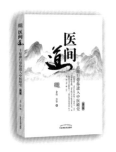

内容简介：

本书为任之堂中医入门经典之作。书中以十站旅行的形式分解学习中医的必经之路，按照中医基础、中药、药方、病机、治法、医理、临床、医案的顺序介绍了中医药知识。以旅行提示的形式与读者互动，提出问题，并推荐读者进行相关内容的扩展阅读，帮助读者将学习过程深入下去。

内容简介：

本书中细数了当代中国大众中普遍存在的错误健康观念和养生保健误区，指出这些观念和误区才是导致现代人疾病丛生的万病之源。作者记录了在任之堂跟师行医过程中的所见所闻，讲述了人们因为错误的健康观念而生病、为疾病所苦的真实故事。这些常见的错误观念和养生误区涉及衣、食、住、行、运动锻炼、求医治病等方方面面，往往被大家视为正确的常识，其实却是引发疾病的真正元凶。

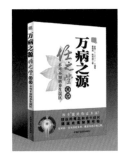

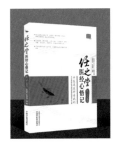

内容简介：

本书分为阴阳、脏腑、气血、经脉、治法和取象六章，共收录100篇文章。每篇文章以一两个医门话头开篇，文中选取与该话头相关的医案，详述了任之堂师徒辨证、思考、立法、用方的全过程，通过师徒间的问答、思辨，层层解析，抽丝剥茧，深入浅出地解释了一个个经典的医门话头。篇末，还特别列出参究提示，为读者留下继续探讨的思路和方向。

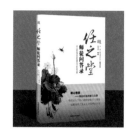

内容简介：

　　本书是在任之堂学习中医的弟子的跟师心悟，记录了任之堂师徒的临床实践与思辨，以期读者能够分享任之堂师徒在中医临床实践中新的思考、收获和认识。受民国名医祝味菊和徒弟陈苏生师徒质难之作《伤寒质难》的启发，本书采用师徒问答的写作形式，将弟子们平时跟诊所遇到的问题和自己的思考、老师的解答，融合在一问一答之中。

内容简介：

　　作者细心观察生活中发生的件件小事，从中感悟出诊断治病和养生的方法，仿佛打开了一扇大门，让我们窥见了人与天道相应的奥秘。作者通过体悟与思辨，把看似再简单不过的常理运用到医学中来，不断提高自身的悟性，站在道的角度来认识疾病，研究疾病，寻求解决方案，感受中医的"大道至简"，提升自己的医疗水平。全书共 45 篇，每篇以一件小事或某个现象为引子，从中领悟医学的真谛，让人有一种豁然开朗的感觉。

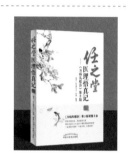

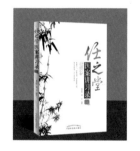

内容简介：

　　本书是对任之堂主人余浩日常诊治的部分病案的整理。全书分为七讲，主要对腰腿痛、失眠、皮肤痒疹、怕冷、脾胃疾病、眼睛干痛等的诊治进行了详细的剖析和总结。书中的每个病案，都力求把患者的症状、体征和脉象结合起来进行分析。把症状和脉象背后的本质解释清楚后，再解读处方——为什么用这个方，为什么用这味药。

内容简介：

　　本书是任之堂主人余浩与安徽中医药大学王德群教授关于中药的精彩对话录。由任之堂微信公共平台推出的《当民间中医遇上神农氏》系列文章整理而成。两位专家，一位是临床高手，一位是中药学者，对本草都有独到的认识和见解。他们围绕《神农本草经》，就某一个或一类中药进行深入剖析和探讨，既有药学理论辨析的交锋，亦有临床应用的经验交流，思想与灵魂的碰撞，不时迸发出真知灼见的火花。全书分为五辑，包括人参、灵芝、本草毒性、本草药性等主题，以录音整理的对话形式还原交流实况，读来犹如亲临二位专家辩论的现场。

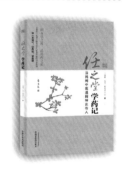

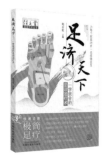

内容简介：

　　本书为任之堂医学图书系列之一，是一本非常好用的足诊足疗书。书中不仅讲解了足反射疗法的诊断方法、操作手法及 74 个足部反射区的定位、功能、主治等基础知识，还针对人体九大系统的 110 种常见疾病，给出了相应的足疗"处方"，并附有真实案例。